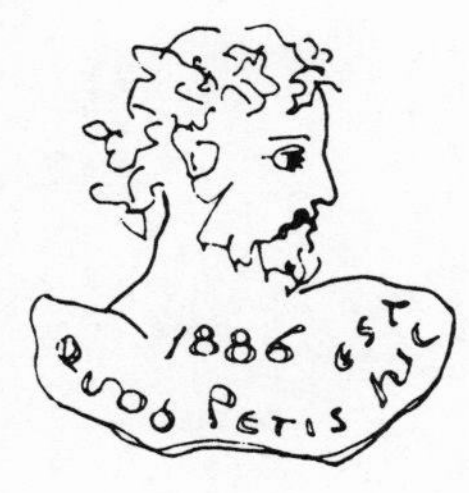

中公新書 2819

黒木登志夫著

死ぬということ

医学的に、実務的に、文学的に

中央公論新社刊

はじめに

恩田陸（おんだりく）の『夜のピクニック』は、夜を徹して歩き通すという、高校の行事に参加した高校生たちの会話で話が進む[1]。ひとりの高校生が父の死を思い出して話しかける。

「死ぬのって、不条理だよな」（……）

「……（死の）瞬間、分かるのかなあ。どんな気持ちなんだろ。真っ暗になっておしまいなのかな。眠りに落ちる時の感じ？」（……）

「おまえ、寝つき悪いだろ」

「分かる？　嫌だなー、最後まで寝つき悪いのなんて」（……）

反射的に自分の足を見下ろしていた。（……）がっしりしてすんなり伸びたふくら脛（はぎ）があるのを見てホッとする。だいじょうぶ。まだ俺はこんなにも若い。あれはまだまだずっと先のこと。

高校生にわからないのは当然として、80歳を過ぎても死の瞬間のことはわからない。いったん死んで帰ってきた人の話はたくさんあるが、できすぎた感じがして信用できない。そもそも、われわれはなぜ死ななければならないのか。「死ぬということ」とはどういうことなのか。ベッドに入ってから考えたとしても、いつの間にか眠ってしまう。漠然とした問いを漠然と考えている限り、いつまでたっても明確な答えには到達しない。

死に関する本はたくさんある。そこに新しく加える以上、何らかの新しい内容でなければ受け入れられないであろう。本書を書く前に、死に関する本をたくさん買い求め、目を通した。わかったのは、意外にも医学の観点から書かれた死の本がほとんどないことであった。私は、これまで、がん、ＣＯＶＩＤ-19など、病気の本を何冊も書いてきた[2~5]。２００７年には、『健康・老化・寿命』という本を出版している[3]。ついにゴールの本を書くときが来た。それは、人並み以上に歳を重ねた自分のための本にもなるはずだ（何しろ、米寿なのだ）。

実は、私は医学部を卒業しながら、インターン時代の1年を除いて、臨床の現場に出たことはない。人呼んで、「経験なき医師団（Médicins Sans Expérience：ＭＳＥ）」のメンバーである。私には臨床の知識と技術はないが、医学的センスだけはある（と勝手に思っている）。それに、私には医学関係の友人がたくさんいる。医者の人脈は物理学者とは比べものにならないほど広いのだ。わからない点は、友人に教えてもらえばよい。何とかなるだろう。それに、経験がないぶん、医学を広い目で見られるし、死についても複雑な現象に隠れている本質に迫れるかもしれない。思い返せば、私が岐阜大学学長のとき、改革派学長として認められたのも、管理職の経験がないぶん、しがらみがなかったからであった。すべてを楽観的に考えるところが私のいいところなのだ(と勝手に思っている)。

＊　＊　＊

本書の特徴をいくつか挙げておこう。

第一に、広い立場から冷静に、死について考えたことである。情報を集め、吟味し、分析し、死に至る病について書いた。本書に書かれた事実にはすべてエビデンスがある。この本は、証拠に基づいて死を分析した本である。「証拠に基づく死ぬということ(Evidence based dying)」あるいは「ファクト・フルネス」といってもよいかもしれない。

第二に、「死」の本であるにもかかわらず、あるいはそれゆえに、健康で長生きするためにどうしたらよいかについてもページを割いた。最後まで健康で「ピンピン」と長生きしたいという思いからである。

第三は、「理想の死とは何か」という問いへの答えである(第12章)。私の考える理想の死は、健康な生活を送ったあとに、周囲に迷惑をかけずに、平穏に死ぬことである。そのような考えがこの本の基本にある。

第四の特徴は、短歌（59首）、俳句（12句）、詩（5編）を引用したことである。「老い」と「死」という、もっとも感情にせまる問題がテーマであるのに、エビデンスのみが並ぶ冷たい本になってしまうことを懸念した。短歌、俳句という日本独特の表現形式は、たった1行で人々の心理を映し出し、情感豊かに表現する。私にとっては、文理融合の一つの試みでもある。もう一つ、できるだけ面白く楽しい本にしようと心がけた。死ぬことばかりが出てくる本では暗すぎる。短歌もわかりやすく、どこかユーモアのある歌を意識して集めた。面白くするために、話の本筋から離れることもあるが、お許しを願いたい（ちなみに「死」という単語が791回も出てくる。こんな縁起の悪い本はないだろう）。

一方で、本書では宗教と哲学については全く触れていない。人々は、生きる悩みと死の恐れを宗教に求めてきた。宗教はそれに応えて、人々の心の支えとなった。宗教と哲学が「死」を語るときには欠かせないテーマであることは十分に理解している。しかし、宗教と哲学に関してはたくさんの本が出版されており、理解の浅い人間が書いても、思索の未熟さが露呈してしまうだけだ。

死後の世界を信じる読者には本書は期待はずれであろう。私は、死後の世界はないと信じている。死ですべては終わるのだ。しかし、生きた証は、人々の心の中に残っている。それでよいのだと思う。「死ぬ瞬間」についても一言も書かなかった。再現性のない経験談だけでは、科学的検証の対象にならず、既存の書の受け売りに終わってしまうからである。私自身、大空を飛んだり、スキーで大斜面を滑降するような気分のよい夢は何回も見ているが、朝にはちゃんと生きていた。「死ぬ瞬間」にも素晴らしい夢を見るかもしれないが、それは誰にも教えずに永遠の秘密にしておこう。

＊＊＊

最後にネタバレをしておこう。本書には、少なからず常識に反するふたつの主張がある。

第一は理想の死に方である。国内的常識である「ピンピンコロリ」ではなく、「ピンピンごろり」をすすめていることだ。小説でも、映画でも、オペラでも、交響曲でも、最後は荘厳なフィナーレで終わる。人生という一大事業があっけなく終わったのでは、あまりに寂しい。最後は、ゆっくりとお世話になった人と語り合い、感謝するだけの時間を残して、人生に別れを告げてほしい。自分が苦しみたくないというだけの理由で、人生の後始末もせずに、「コロリ」と死ぬのは身勝手というものである。ただし、十分に年をとり、死んでも不思議ではないと口に出さなくともみんなが思っており、さらに迷惑をかけないように準備のできた人であれば、「ピンピンコロリ」は悪くない。介護の世話にならない点でもおすすめである。

第二は、世界の常識へのチャレンジである。老衰死（第8章）を書いているときに、日本は老衰による死亡が増え続け、死因ランキングの第3位であるにもかかわらず、日本以外の国には老衰による死亡が全くないという意外な事実に気がついた。なぜなのか。調べているうちに、WHOは、病気による病死と事故などによる死亡のみを死亡原因として認めていることがわかった。日本の老衰死は、単に年をとったゆえに死んだのではない。寿命の限界に近づいたから死んだのだ。どこの国でもいつの時代でも、ジャンヌ・カルマンを除けば（第2章）、人間の寿命は117歳が限界である。老衰は、その意味で「寿命死」と呼ぶべきと考え、終章「人はなぜ死ぬのか」を書いた。私は「寿命死」の考えを世界に広げようと考えている。最後は、自らの死をもってそれを証明するつもりだ。

（ネタバレしたからといって、ここで読むのをやめないでほしい。この結論に達するために、私自身一冊の本を書かねばならなかったのだから。）

読者諸氏の健やかな長寿と平穏な死を願って

黒木登志夫

目次

第5章　突然死が恐ろしい循環器疾患……89

第6章　合併症が怖い糖尿病……117

第7章　受け入れざるを得ない認知症……133

第9章　在宅死、孤独死、安楽死……185

図版作成　ミヤトデザイン室
ＤＴＰ　市川真樹子

死ぬということ

ともに生き、ともに老い、そして、

いつか永遠の別れの日を迎えるであろう妻、捷子へ、感謝の念をこめて

第1章　人はみな、老いて死んでいく

あかあかと一本の道とほりたりたまきはる我が命なりけり[1]　**斎藤茂吉**

死はそこに抗ひがたく立つゆゑに生きてゐる一日一日はいづみ[2]　**上田三四二**

斎藤茂吉（1882〜1953）は、赤々と陽に照らされる一本の道、その道はわが命の道と高らかに歌っている。しかし、がんの宣告を受けた医師で歌人の上田三四二（1923〜89）は、その道の先に死の柱が厳然と立っているのを自覚せざるを得なかった。

1　生まれるのは偶然、死ぬのは必然

生まれるのは70兆分の1の確率

「生まれるのは偶然」なのは、数千万の精子のうちのたったひとつが受精に成功するからだけではない。卵子と精子の減数分裂の際の染色体の組み合わせを計算すると、なんと70兆分の1の偶然になるのだ（図1-1）。

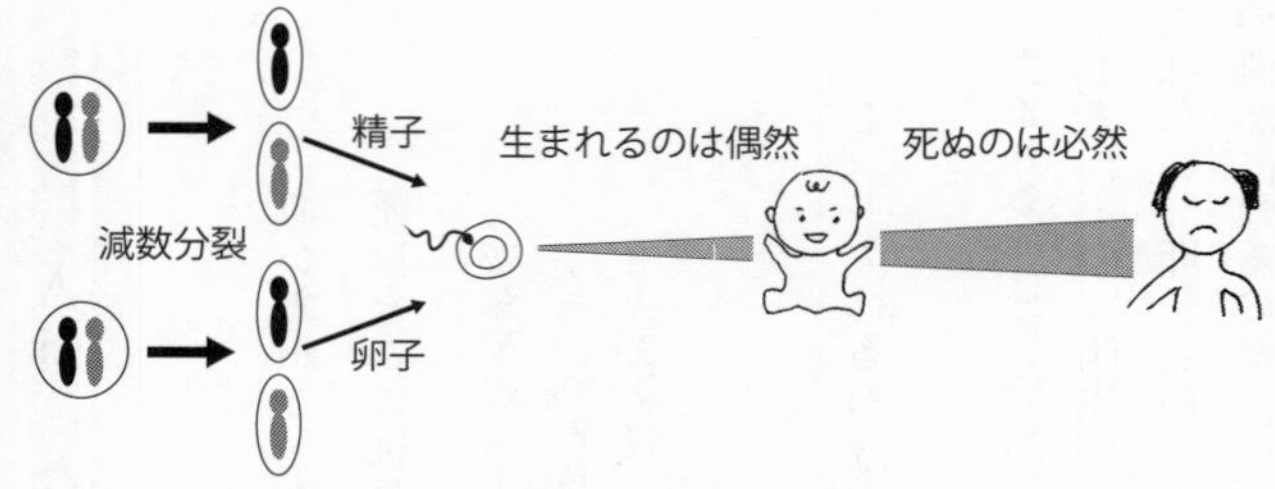

図1－1　生まれるのは偶然、死ぬのは必然

染色体は、父由来と母由来のペア（図では黒色と灰色）からできている。減数分裂により23ペアの染色体が番号ごとに分かれるので、精子も卵子もそれぞれ２の23乗の組み合わせができる。受精するのは２の46乗の確率、すなわち70.4兆分の１になる（著者原図）

加えて、父親と母親が出会う確率——適齢期の男女をそれぞれ７００万人とすると50兆分の１になる——、減数分裂の際の染色体間の組み換え、エピジェネティックス[3]（ＤＮＡ塩基の修飾による遺伝子発現の変化）によるＤＮＡの修飾などを考慮すると、もはや計算できない数になる。

70兆分の１の確率は、地球の人口を80億人とすると、地球８７５０個分の人間のうちの１人に相当する。自分と全く同じ人間が過去にいたことも、将来生まれるのも、確率的には考えられない。生まれ変わりということはあり得ないし、たとえ、クローン人間を作ったとしても、エピジェネティックスがあるので、全く同じということにはならない。われわれはなぜ死を恐れるのか。それは、唯一無二の偶然の産物である「個」が消滅するからである。

誕生の瞬間が、偶然と必然の分かれ目になる（図１－１）。生まれた赤ん坊は、成長し、成熟し、次世代に子どもを残し、種の保全の役割を果たす。そして、われわれは寿命を全うして死ぬ。死は「必然」なのだ。これは、人間だけの運命ではない。すべての生物（二倍体生物）に共通した宿命である。

2　人はみな老いて死ぬ

人はみな老いていく

老化は、すべての人に、静かに忍び寄ってくる。あるとき、友人のふとした仕草の中に、歳をとったなと思うことがある。光の加減だろうか、ある角度から見たとき、歳だなと思う。相手も同じように思っているに違いない。50歳を過ぎると、近くのものが見えにくくなる。女性であれば、更年期に達する。白髪が交じり始め、毛が抜け始めるのもこのころである。それは、まるでプログラム化されているようである。

老化の進行は、人によって大きく異なる。老化に対してプラス思考かマイナス思考かにより、老化のスピードが大きく変わるという研究がアメリカからも日本からも発表されている。[4,5] 50歳代のアメリカ人1000人を対象に、20年間追跡した研究によると、老化をポジティブに捉えている人たちは、ネガティブに捉えている人たちよりも明らかに老化のスピードが遅く、仕事、家事、社交、歩行、階段の上り下りなどで差が出た。[4] 仙台市の40歳から79歳の5万2000人を7年間追跡した研究では、生きがいのない人は、生きがいをもって暮らしている男女よりも

1・4〜1・7倍、死亡率が高かった。[5]「もう歳だから仕方がない」などと言わないことだ。歳であっても、体力が衰えていても、前向きに生きよう。

老いは自然

老化は、病気だろうか。それとも、自然現象なのだろうか。人々は、病気なら老化も治せるはずと考え、ホルモン、コラーゲンなどに頼ろうとする。しかし、老化は病気でないと私は考える。

自由に生き、形式にとらわれず、自由に俳句を作り、99歳で亡くなった金子兜太（とうた）（1919〜2018）は、老いは自然だと詠う。

髭のびててつぺん薄き自然かな[6]　金子兜太

白髪が増え、頭は薄くなる。それは、病気でも何でもない。歳をとったがゆえの自然なのだ。無理に若ぶることはない。サプリを飲んでも効果があるはずがない。老化防止の薬など信用できない。病気にならないように、生活に気をつけるだけでよい。何しろ「老い盛り」なのだ。そのままの姿で、人生を楽しもう。

のび盛り生意気盛り花盛り　老い盛りとぞ言はせたきもの[7]　**築地正子**

老いを嘆いても仕方がない、と思うのだが、多くの歌人はマイナス思考である。老いを嘆く歌の方が圧倒的に多い。中には自虐的な歌もある。

ながきながき思い心に重ねつつ老年というさびしき時間[8]　**近藤芳美**
頭を垂れて孤独に部屋にひとりゐるあの年寄りは宮柊二なり[8]　**宮柊二**

老いを気にしているのは、人間だけ。亀は、日向ぼっこをしながら、「老いもいいものだぜ」といっているようだ。

亀はみなむこう向きなり老いるのもいいものだぜとうつらうつら[7]　**永田和宏**

老化に逆らうのは無駄

亀は年をとるのを気にしないかもしれないが、人は「年はとりたくないものだ」などとよく口にする。老化防止、アンチエイジングのサプリやら本がたくさん出ているし、研究も盛んに行われている。しかし、どのアンチエイジングにもまだしっかりとしたエビデンスはない。外見を気にすることなく、老化を受け入れよう。その信念の下、私はウィッグも養毛剤も使っていない。気持ちだけは若々しく、「昔はよかった」など年寄りじみたことを口にせずに、前向きにそして自然に生きよう。金子兜太の俳句のように、老化は自然なのだ。

人はどんな病気で死ぬのか

日本は平和な国である。戦後79年間、戦争に直接巻きこまれたこともないし、戦死者は一人もいない。死ぬ人の3分の2は80歳以上である。14歳以下の子どもの死亡は0・2％、50歳前に死ぬ人は2・8％にすぎない（2019年）。

死亡原因は時代とともに変わってきた。図1-2は、1950年から2021年まで、51年間の日本の主な死因の年齢未調整死亡率（年齢構成を考慮しない死亡率、粗死亡率。76ページ）である[9]。第二次世界大戦前は、結核による死亡が圧倒的に多かった。しかし、1944年に特効薬ストレプトマイシンが発見されると急速に結核の死亡者が減少した。1970年代に入ると、脳血管疾患（脳出血、脳梗塞など）による死亡も高血圧検診、降圧剤の開発、家庭暖房の普及などにより減少し始める。とって代わって、がんが急速に増え始めた。80年代以降、今日まで、がんが首位を占めている。2000年代に入って、老衰死が急増し、ランキングの3位になった（第8章）。

2023年の死亡原因を見てみよう。図1-3に示したように、1位はがん、2位は心疾患である。３位から5位までに入っている病気は、老衰、脳血管疾患、肺炎の順である。３人に2人（63％）の人はこの５つの病気のどれかで死ぬのだ。世界全体で見ると、一番多い死因は

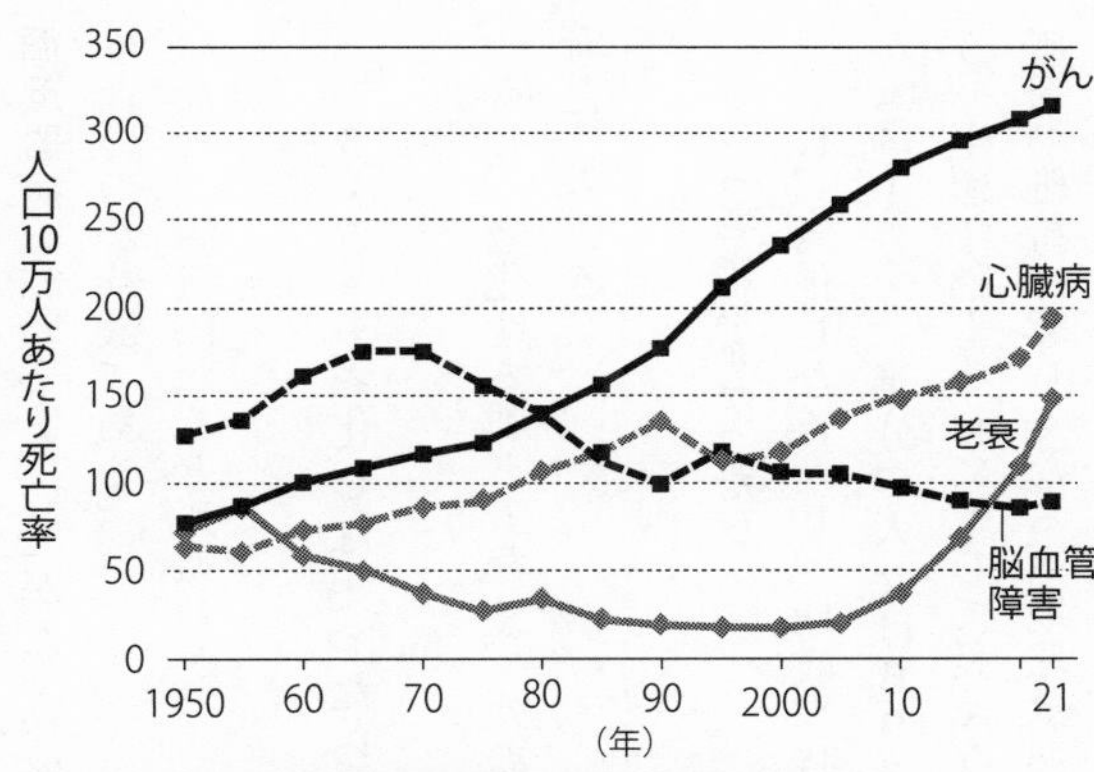

図1－2　第二次世界大戦後の４大死因の変遷(9)
がんが増えているが、年齢調整すると、減少している（第４章）。2005年以降、老衰は指数関数的に増えている（第８章）

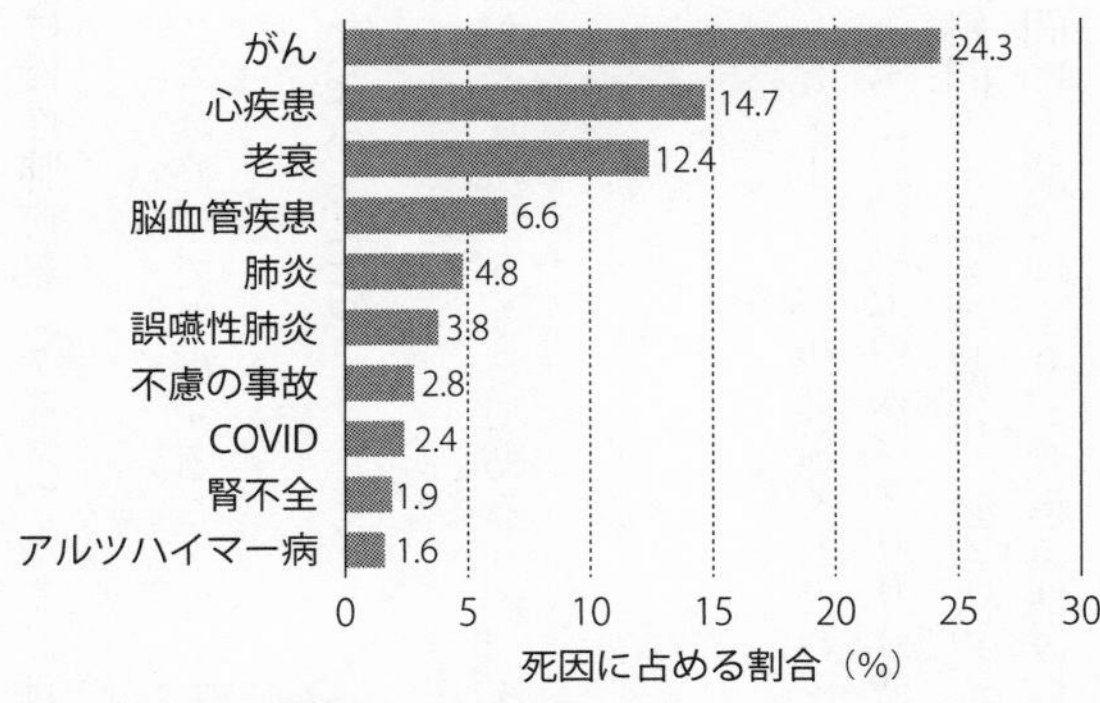

図1－3　2023年死因ランキング(10)
分類は死因簡単分類表による。2023年のCOVID-19（新型コロナウイルス感染症）による死亡は「不慮の事故」に次いで多く、８位であった

循環器病（33％）、次いでがん（18％）、3位は慢性肺疾患（7％）である。日本は循環器病が少ないのが特徴である。

なぜ、病気になると死ぬのか。そのメカニズムは終章で考察することにする。

3　もしも老化しなかったら、もし死ななかったら

もし、老化することもなく、死ぬこともなかったらどうなるであろうか。次のふたつの例で考えてみよう。

もしも老化しなかったら

もし、老化しなくなり、18歳当時の死亡率（0・1％）が生涯続くしたらどうなるであろうか（図1‐4）。半分の人々は693歳まで生き、13％以上の人は2000歳まで生きるだろう。[11] 生殖年齢もそれに応じて長くなれば、夫婦間の子どもの数は、数百人規模になり、家族の概念の維持は難しくなる。地球はあっという間に人間で埋まり、食糧事情は極端に悪化する。変異と淘汰がないので、進化は止まったままだ。老化しないというのは、恐ろしいことであることを1枚の図が教えてくれる。

もし老化しても死ねなかったら

多くの人は『ガリバー旅行記』を絵本か映画でしか見たことがないだろう。しかし、全文を読むと意外な発見がある。ガリバーが小人の国、巨人の国の後、いくつかの奇妙な国を訪ね、ついに「不死人間（Struldbrugs）」のいる島に到着する。この国では、極めて希ではあるが「不死人間」が生まれる。「不死人間」は、普通に歳をとり老化していくが、死ぬことはない。頭髪は抜け、歯も抜け、記憶も失い、老醜をさらしながらも死ぬことはできない哀れな存在である。「不死人間」の話を聞いたとき、ガリバーは最初自分も不死になれば何でもできる、素晴らしいことだと憧れたが、実際に彼らを見て、死なないことの恐ろしさに震えた。

ちなみに、『ガリバー旅行記』には、１７０９年５月６日にこの島を出たのち日本に向かい、三浦半島の観音崎（横須賀市）に上陸したという記述がある。観音崎フェスタでは、ガリバーにちなんだ催し物が今も執り行われている。

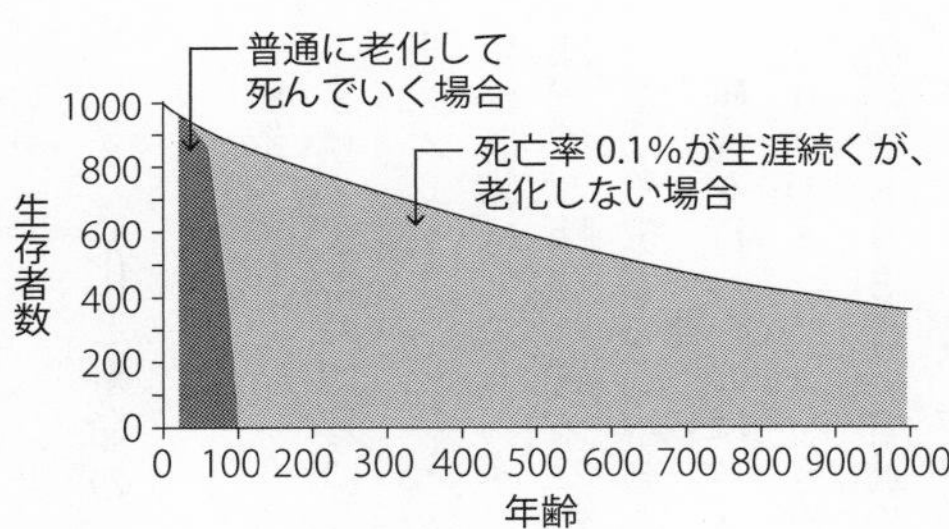

図1-4　もしも老化しなかったら

もし、18歳当時の死亡率（0.1%）のまま、老化しなかったら、灰色の部分のように、50%の人は693歳まで生き、13%以上の人は2000歳まで生きることになるだろう(11)

4　老化と寿命のメカニズム

臓器の老化

２０２３年の12月になって、全く新しい老化研究が『ネイチャー』誌に発表された。[12] 11の臓器について、一つ一つの臓器の老化の程度を血液検査で測定し、「あなたの心臓は55歳レベルだが肝臓は75歳レベル」のようなことがわかるというのだ。そして、老化の程度が進んでいれば、その臓器の病気で死ぬ確率が高いという。見かけだけでなく、中身の老化の程度までわかってしまうなんて「やばい」ではないか。

研究を行ったのはスタンフォード大学の研究チームである。チームは約５７００人から約５０００のタンパクを分析し、他の臓器より4倍以上多いタンパクを11の臓器ごとに特定した。その数８９３種。普通の健康診断にリストされているタンパクの10倍以上である。これらのタンパクについて、27歳から１０４歳まで１４００人の「正常人」と比較した。

約20％の人はひとつの臓器で「年をとっている」ことがわかった。１・７％の人はいくつもの臓器が年をとっていた。老化した臓器を持った人を追跡したところ、たとえば、心臓の老化年齢に4年以上の差がある人は、心不全のリスクが2・5倍も高い。脳の老化のある人は、将来認知障害になるリスクがある。

老化の進み方は一人ひとり異なることはわかっていた。しかし、身体の中でも、一つ一つの臓器の老化の程度が違うことがわかったのは、これが最初である。臓器の老化が、どのように寿命と関わっているのか。どの臓器の老化が寿命を決めているのであろうか。老衰の人は、いくつの臓器に老化が起こっているのであろうか。興味は尽きない。

生命の糸を紡ぐ女神、クロトー

1991年、黒尾誠（当時、国立精神・神経センター）は、遺伝子操作で高血圧マウスを作った。その過程で、偶然、2カ月くらいで老化するマウスを見つけた。生後4週間くらいまでは、普通に育っていても、その後成長が止まり、背中が丸くなり、8週間くらいで死亡する。解剖したところ、動脈硬化、肺気腫、骨粗しょう症、性腺、筋肉、皮膚の萎縮など、老人の変化が全身に起こっていた。人間で言えば、8歳から10歳くらいの歳で、マウスは老衰で死亡した。

黒尾は、このマウスをモデルに老化の原因遺伝子を探すことにした。ゲノムが解読されていない1994年ごろにあっては、遺伝子探しは大変な力仕事であった。その遺伝子はこれまでに知られていなかった新規の遺伝子であった。ボスの鍋島陽一と相談して、ギリシャ神話の生命の糸を紡ぐ女神にちなんで、クロトー（Klotho）と名づけた。老化を誘導するのに、なぜ女神、それも生命の糸を紡ぐ女神なのか。女神がいたからこそ、正常に成熟したと考えたからである。女神がいなくなったから老化が促進される。クロトー遺伝子は老化遺伝子ではなく、老化抑制遺伝子だったのだ。論文は1997年、『ネイチャー』誌に発表された。[13]

論文発表の直後、黒尾にダラスのテキサス大学サウスウエスタン・メディカルセンターから、セミナーの依頼状がきた。このセンターはノーベル賞受賞者6人を輩出したアメリカ有数の研究所である。外国でセミナーをするとよくあることだが、セミナーの前後に、スタッフと30分くらいずつ議論をする時間が設けられる。黒尾は著名な研究者と次々と話した後、突如、移籍話が持ち出された。条件は独立して研究できるだけの研究費60万ドル。当時38歳の黒尾にしては夢のような話であった。クロトーは、幸運の糸を紡ぐ女神だったのだ。

2005年、黒尾はクロトー遺伝子を過剰に発現しているマウスを作った。[14] クロトーマウスは、平均寿命の1・3倍長生きし、そろって3歳の誕生日を迎えた。人間に換算すると120歳に相当する。クロトーは老化を抑えるホルモンであることが明らかになった。

黒尾は2013年、15年間のテキサス滞在を終えて帰国、自治医科大学教授となり、今も研究を続けている。

細胞老化

体は歳をとる。しかし、体から取り出した細胞も同じように歳をとるであろうか。この素朴な疑問に答えたのが、ヘイフリック（Leonard Hayflick）であった。彼は、その当時の大きなテーマであったポリオウイルスの実験に適した細胞を求めて、人の胎児から取り出した正常細胞を試験管内で培養していた。最大10ヵ月くらいたつと増殖しなくなり、やがて死んでしまうことに気がついた。彼は、繰り返し実験を重ね、例外なしに同じような経過をたどることを１９６１年に発表した[15]（「ヘイフリックの限界」）。その年、研究室に入り実験を始めたばかりの私は、彼の論文を繰り返し読んだものだった。

培養されている正常なヒト細胞は、10ヵ月のあいだにおよそ50回、分裂を繰り返す。２の50乗なので、１０００兆強になる。全身の細胞数は37兆。脳を除いた細胞が常に新しい細胞に入れ替わっていることを考えると、試験管内の細胞は、数の上では、ヒトの一生をほぼ再現していることになる。体が歳をとるのは、結局、細胞の増殖が限界に達するからではなかろうか。とすると、歳をとった人から細胞を取って、培養すれば、その人の寿命がわかることになるであろう。思い出すのは、落語の『死神』である。死神はインチキをした男をろうそくの灯っている部屋に連れて行き、消えそうなろうそくを指して、「インチキをした罰だ、これがお前のろうそくだ」という。同じように、顕微鏡で細胞を見せて「これがお前の細胞だ。もう死にかかっている。ほら、死んじまった」ということになれば、恐ろしい話である。

培養細胞でも同じだろうか。フィラデルフィアのグループは、胎児および17歳から94歳までの健康な42人から線維芽細胞を分離し、細胞寿命を調べた[16]。その結果、すべての例で「ヘイフリックの限界」は認められたものの、細胞寿命は、年齢とは関係なく、細胞によって大きくばらつくことがわかった。ある人から細胞を取って培養したとき、その細胞の「ヘイフリックの

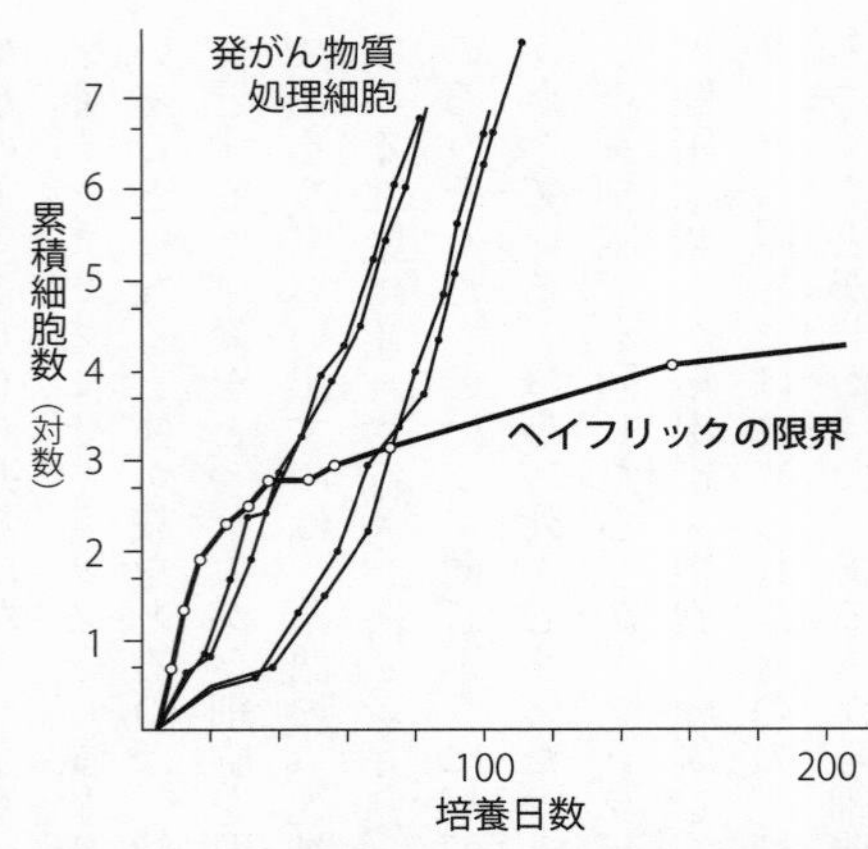

図1−5　がん細胞はヘイフリックの限界を超える

正常細胞には「ヘイフリックの限界」があるが、試験管内で化学発がん物質によってがん化させると、その限界を超えて、指数関数的に増殖することを示した実験。1966年、研究を始めて４年目に、私は試験管内発がんに成功し、世界中から注目された(17)

限界」から、その人の寿命を予測することはできないのである。『死神』のろうそくの方が確かだったのだ。

「ヘイフリックの限界」を乗り越えるためには、がん細胞になるほかない。私は、ハムスターの正常細胞を発がん物質で処理することにより、試験管の中でがん化させることで、そのことを証明した[17]（図１－５）。

テロメア

次の問題は、なぜ、細胞分裂を重ねると、増殖が落ちてくるかである。その答えは、染色体の端っこにあった。46本の染色体のそれぞれの端っこにはTTAGGG（ヒトの場合）という塩基配列を何回も繰り返す領域がある。この配列はテロメア（Telomere）と呼ばれている。一番端っこからDNA合成をするとき、端っこが合成できず、そのぶん短くなってしまう。このため、細胞分裂のたびにＤＮＡが短くなる。これを回数券にたとえることもある。回数券を一枚ずつ切って使っていくとそのうち、回数券がなくなり、バスに乗れなくなるというわけである。

がん細胞や幹細胞、生殖細胞のように、分裂し続ける細胞はテロメアが分裂のたびに短くなることはない。それは、染色体の端っこでもテロメアを合成できるテロメア合成酵素をもっているからである。テロメアの長さの維持が、細胞不死化の必要条件なのであろう。さらに、がん遺伝子、がん抑制遺伝子などが関係して、不死化からさらにがん細胞へと進むのであろう。

この一連のデータは、がん細胞が細胞老化現象を乗り越えた存在であることを示している。別な言い方をすれば、老化しないためには、がん細胞になるほかないのである。

ＤＮＡのエピジェネティックスによる「加齢時計（Aging clock）」

遺伝情報は、第一に、ＤＮＡの塩基配列によって決定されている。しかし、遺伝子の発現は、メチル化などの塩基修飾（エピジェネティックス）によって変わることがある。エピジェネティックスは様々な生命現象をコントロールしているが、加齢も例外でないことがわかってきた。２０１２年カリフォルニア大学のホルヴァート（Horvath, S.）は、ＤＮＡのある特定のサイトのメチル化が寿命と相関していることを発見し、「加齢時計（Aging clock）」と名づけた[18]。さらに、血液のメチル化も「加齢時計」になりうることが示された。

慶應義塾大学医学部は、全国の１００歳以上の長寿者について総合的分析を行っている。[19] そのうちのひとつ、ゲノム研究からは、加齢時計に違いを見つけている。エピジェネティックスの研究は、今後の老化研究のひとつのカギになるであろう。

第2章　世界最長寿国、日本

「年だから」なんと寂しい言葉かなそのひと言でかたづけられる　伊藤美恵子[1]

この年を年だ年だとバカにする悔しかったらここまで生きろ　伊藤みね子[1]

何をしても、「年だから」と言われるのは悔しい。私も同じことを言われて、87歳で車の運転をやめた。そんなに年寄りをばかにするなら、この年まで生きて見ろ。なかなか元気のよい台詞（せりふ）である。宮崎県の社会福祉協議会が毎年行っている『百歳がうたう　百歳をうたう』から。

寿命とはいい言葉だと思う。何しろ、「寿」という字が入っているのだ。「いのち」それ自身がめでたいと言う意味であろう。長生きすれば、喜寿（77歳）、傘寿（80歳）、米寿（88歳）、卒寿（90歳）、白寿（99歳）、百寿（１００歳）とお祝いが続く。それにくらべると、英語では、Life span、Life expectancy、Longevity のように、長さを示す意味しかない。ドイツ語、フランス語など、ヨーロッパの言葉はみんな同じである。

平均寿命とは、現在の状況の下でゼロ歳児が何歳まで生きられるかを示したものである。平均寿命には、社会状況が広く反映されているので、すべての指標の中でも、最も重要な数値である。

1　長寿国日本

4年に1歳ずつ延びた寿命

寿命は19世紀半ばから急速に、しかも一定の速度で延びている。[2] １８４０年から今日までの、最長寿国の女性の平均寿命をプロットすると、図２－１のようにきれいな1本の直線になる。その勾配は０・２４３、つまり、

$$y \propto 0.243x$$

という数式が成立する。[2] １８０年間にわたって、寿命は4年に1歳ずつ延びてきたことになる。寿命の延びが数学的に規定されているなんて、信じられないくらいである。図２－１の直線上の国を見てみよう。これまでの長寿国は、ほとんどが地球の端の方の国である。最初はスウェーデン、ノルウェーなどの北半球の端の国々、１８８０年ごろから１９４０年ごろまでの60年間は、南半球のニュージーランドとオーストラリアが世界の長寿国になり、再び北半球のスウェーデン、アイスランド、スイスとなる。

そこに割り込んできたのが日本である。図２－１に見るように、日本人の男女の平均寿命は、

第二次世界大戦の終わった１９４５年には30・５歳まで急降下した。しかし、その後、急上昇し、１９６３年にはヨーロッパの平均を追い越し、１９８６年についに世界トップになる。

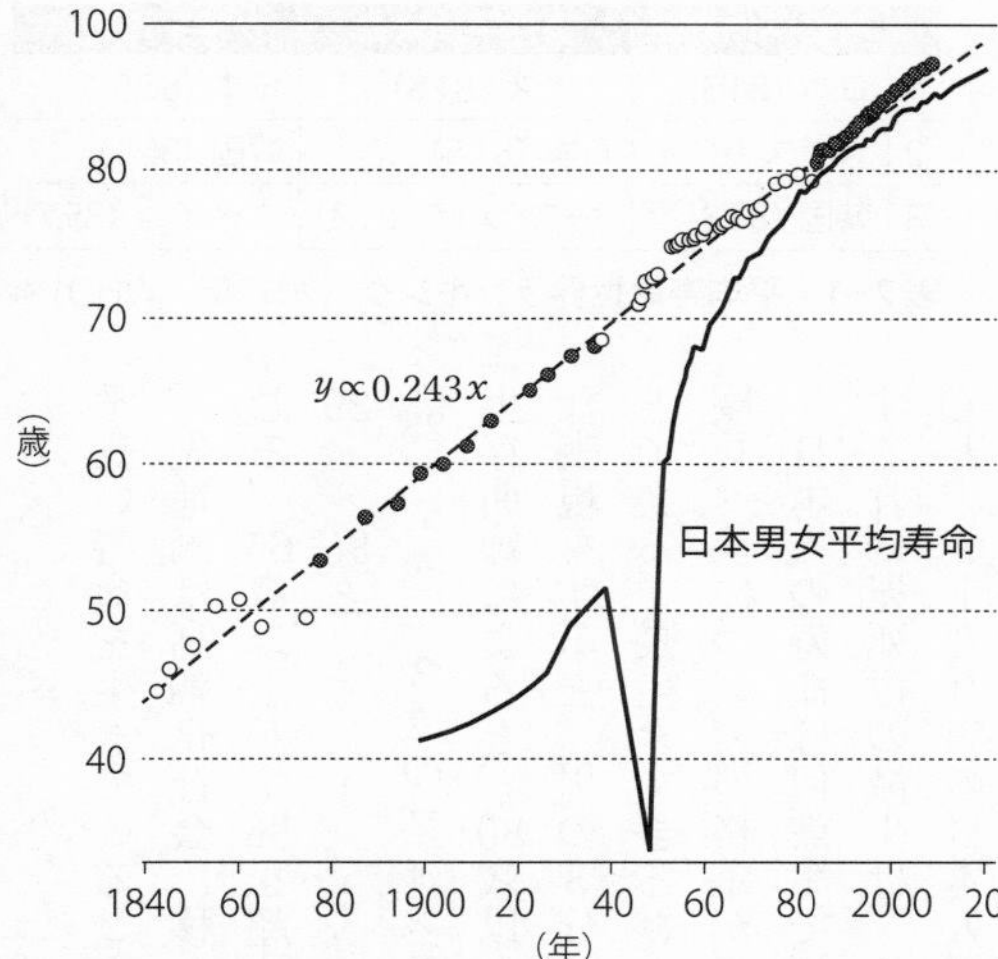

図2-1　1840年から2020年まで180年にわたる女性最長寿国の年齢の延び（破線）(2)および日本の男女平均寿命の延び(3)

1990年以降の両図が完全に重ならないのは、データソースと女性と男女寿命の違いのため（著者原図）

長寿国、日本

コロナ前の２０１９年の男女平均寿命の長寿国ランキングを表２-１に示す。[4]日本は女性で１位（86・９歳）、男性でも２位（81・５歳）である。間違いなく、世界トップの長寿国である。ともすると、寿命が長いのを財政問題としてだけ捉え、迷惑のように言う人がいる。75歳以上の人を安楽死させる『ＰＬＡＮ75』のようなとんでもない映画まで作られた。しかし、繰り返しておこう。長生きは間違いなく素晴らしいことである

（何しろ「ことぶき」なのだ）。死ぬことを恐れる前に、われわれは、世界で一番長い寿命を生きていることに感謝しよう。

先進国は高齢化社会に移りつつある。中でも、日本は飛び抜けている。何しろ、65歳以上が7％を超すと「高齢化社会」というなかにあって、日本は29・8％というスーパー高齢化社会なのだ（2021年）。2位のイタリア（23・7％）、3位のフィンランド（22・9％）を大きく引きはなしている。

生存曲線によると、80歳以上の生存者は男64・4％、女82・1％である。別な表現をすると、男の3分の2、女の5分の4は、80年以上生きるということである。長生きできるひとつの理由は、日本の国民皆保険制度により、医療レベルについての格差が小さいからである。

日本人の寿命は何歳まで延び続けるのであろうか。平均寿命に大きく影響する乳幼児死亡の減少は、そろそろ頭打ちになるであろう。国連の予測によると、2100年の日本人男女の平均寿命は94・2歳という[5]。

	男女平均寿命	男性平均寿命	女性平均寿命
1	日本（84.3）	スイス（81.8）	日本（86.9）
2	スイス（83.4）	日本（81.5）	韓国（86.1）
3	韓国（83.3）	オーストラリア（81.3）	スペイン（85.7）

表2－1　平均寿命世界ランキング（2019年、WHO）(4)

100歳以上は9万2000人

厚労省は、2023年の敬老の日の「百歳以上人口」は9万2139人と発表した。人口の0・074％になる。その88・5％は女性である。53年連続で増加中というから驚く。私もあしまう。

とたった12年で100歳だ。とはいうものの、100歳まで生きるのも大変だろうし、考えてしまう。

ちなみに、イギリスでは、100歳になると国王（少し前まで女王）からお祝いのカードが贈られる。[6]その次は105歳、その後は毎年贈ると政府のホームページに出ている。どこの国でも100歳はめったに到達できない数値目標なのだ。

世界のどこでも女性の方が長生き

世界の国々の男女の平均寿命をまとめた図がある。それを見ると、19世紀以降は、調べられているすべての国で、女性の方が男性より長生きである。しかし、なぜかについての正確な答えはない。[7]

男性自身が作った男性優位の社会の下、男性はより多くのストレスにさらされ、男性は自らを短命に追い込んだという説明が一番説得力があるように思える。寅さんがいうように「男はつらいよ」なのだ。

女性が長く生きるのは、孫の世話により種を守るためという「おばあちゃん」仮説がある。しかし、90歳以上まで生きると、「おばあちゃん」は「ひいおばあちゃん」になる。「おばあちゃん」は孫の世話をすることができるが、「ひいおばあちゃん」には「ひ孫」の世話は無理である。「おばあちゃん」は「ひいおばあちゃん」の介護と孫の世話で大忙しとなる。

人は何歳まで生きられるか

ギネスブックに長寿世界一と認定された１１０歳以上のスーパー長寿者は61名いるが、そのうちの最長寿者は、１２２歳のジャンヌ・カルマン（後述）と１１９歳の田中カネおよびサラ・ナウス（アメリカ）である。日本には田中カネ（福岡市、１９０３〜２０２２）に続いて、１１７歳が３人、１１６歳が３人いた。２０２４年現在生存している最長寿者は１１６歳の糸岡富子（芦屋市、１９０８〜）である。[8] 過去には、泉重千代（徳之島）が世界の最長寿者としてギネスブックに公認されていたが、生年に疑問があるため取り消された。おそらく１０５歳であったと言われている。[9]

南仏のアルルに生まれたジャンヌ・カルマン（Jeanne L. Calment：１８７５〜１９９７）は、１８８８年当時、叔父の画材店を訪れたバン・ゴッホをよく覚えているという。彼女によれば、ゴッホは「汚くて、だらしのない服装だった」という。

ところが、１２２歳１６４日で亡くなったのはジャンヌではなく、彼女の娘のイボンヌであるという論文が、２０１８年ロシアから発表された。[10] ジャンヌ自身は１９３４年に59歳で亡くなったが、相続税を逃れるために、娘のイボンヌがジャンヌになりすましたというのだ。しかし、その根拠は、ジャンヌとイボンヌがそっくりだとか、ジャンヌの１９３０年代のパスポートの写真の目の色が違うといった程度の不確実な「証拠」であった。しかし、この報告はメディアの注目を集めた。

この報告に猛反発したのが、フランスの国立衛生・医学研究所（INSERM）である。[11] フランスチームは、国勢調査報告、証言を詳細に検討し、ロシアの報告はねつ造であり、撤回すべきと結論している。この論文は、120歳から123歳の長寿者は、百寿者の1000万人に1人の確率であり得ると述べている。

119歳～122歳というのはごくごく希にはあり得るが、人の寿命限界が117歳であるという事実は変わりない。このことについては、終章で議論することになる。

2 日本人は絶滅危惧種

2130年には男性未婚率100％

2022年5月7日、アメリカの電気自動車メーカーのCEOイーロン・マスク（Elon Musk）は次のようにツイートした。

当たり前のことを言うようだが、出生率が死亡率を上回るような何らかの変化が起きない限り、日本はいずれ消滅するだろう。それは世界にとって重大な損失だ。

確かに、イーロン・マスクがいうように、日本の出生数と死亡数は、2005年以降、死亡者が出生数を上回り（図2-2）、両者の回帰直線の勾配（絶対値）は、死亡数が出生数より、1・5倍も急だ[12]（死亡19・4、出生12・9）。これでは、本当に日本の将来が心配になる。

そもそも、若い人が結婚をしないのだ。図2-3に見るように、この35年間、生涯未婚率（50歳までに結婚しない人）は、直線的に増加している。[13]「女子会」よりも「男子会」の方が10%

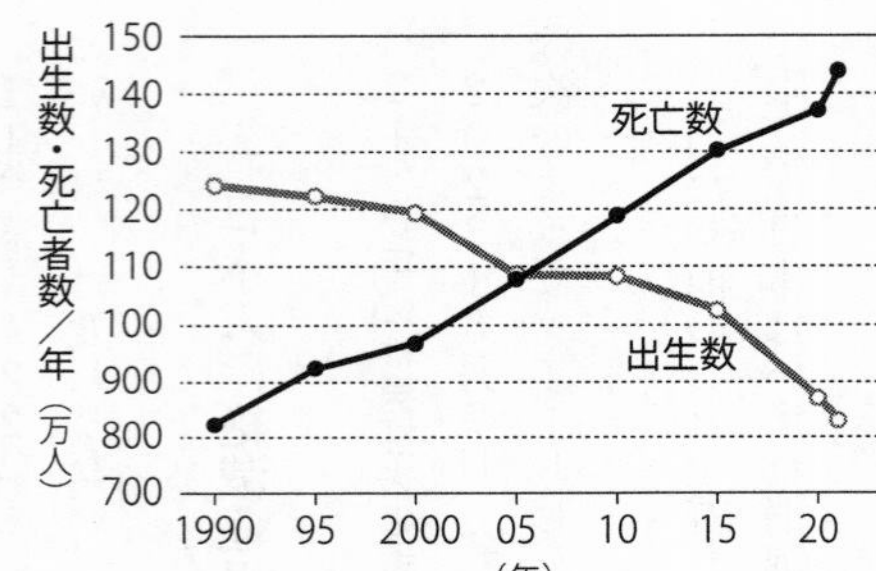

図2-2　1990年から2021年までの出生数と死亡数の推移(12)

2005年を境に両者の関係は逆転した（厚労省データ）

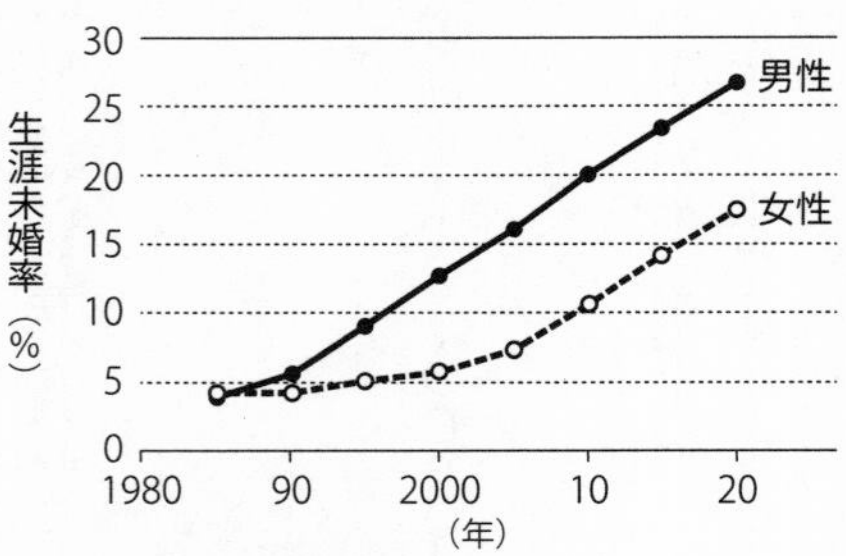

図2-3　生涯未婚率の推移(13)

1990年代以降一貫して増加している。2020年現在男性26.7%、女性17.5%に達する

は高く、両者の直線は平行して上昇している。このままでいくと、１００年ちょっと後の２１３０年には男性の生涯未婚率が１００％になる。イーロン・マスクはなんというだろう。アラサー世代の意見も聞きたいものだ。

国立社会保障・人口問題研究所によると、日本人はあと１０００年もたたないうちに消えてしまう。日本は「絶滅危惧国」なのだ（表２－２）。日本人がいなくなれば、日本語も日本文化も滅びてしまう。日本が消えるのは、日本だけの問題だけではない。イーロン・マスクのいうように、世界にとっても失うものが大きすぎる。

	人口（1000人）
2020年	126,146
2100年	48,956
2200年	12,274
2300年	3,077
2400年	771
2500年	193
2600年	48
2700年	12
2800年	3
2900年	1
3000年	0

表2-2　2020年の出生率と死亡率が続いたときの人口の減少予想(14)

出生率を上げるために必要なこと

将来の人口を計算する数式において、結果を左右するのは、次のような因子である。

- 男女年齢別人口
- 合計特殊出生率（ひとりの女性が一生のあいだに出産する子どもの数。以下特殊出生率）
- 出生性比（男性が５％多い）
- 男女死亡率

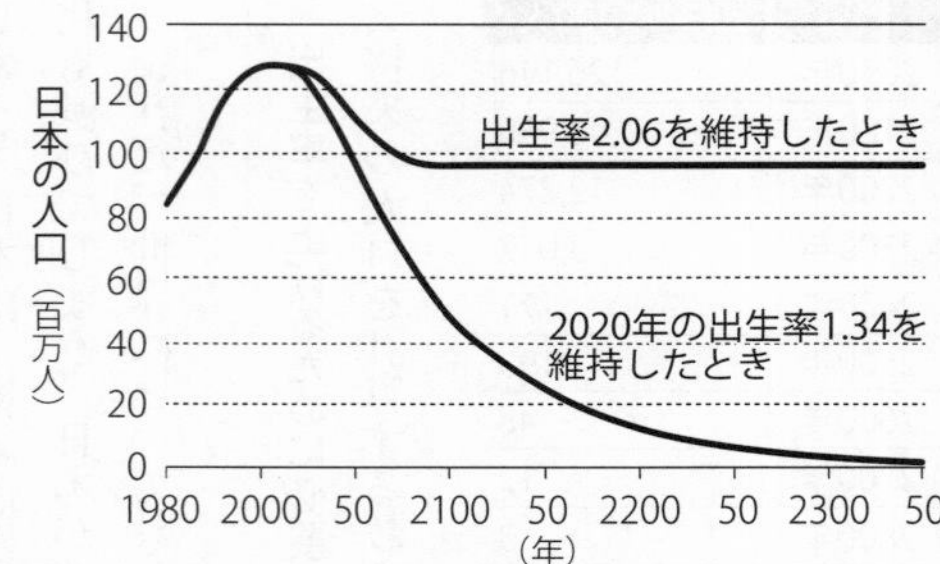

図2-4　人口１億人を維持するには出生率2.06が必要(14)

出生率2.06を維持しなければ、日本の人口は限りなくゼロに近づき、3000年には消滅する

この中で大きく変わりうる数字は、特殊出生率である。逆に言うと出生率を上げない限り、日本人は3000年には絶滅することになる。人口維持に必要な特殊出生率（人口置換出生率）は、２・０６である[14]（図２-４）。この数字に達するのは非常に困難である。

これまでの出生率を見ると、１９７４年までは２・０以上であったが、その後は減少し続け、２０２２年にはついに１・２６まで下がった。ちなみに、中国は１・１６（２０２１年）、韓国は０・７８（２０２２年）と日本よりもはるかに低い。韓国の人口が日本の半分であることを考えると、韓国は日本よりも先に消滅するであろう。

婚外子を認める

子どもを増やすためには、結婚しなくても子どもを産める制度に変えていく必要がある。少子化対策の切り札は、婚外子を認めることである。国連の少子化対策報告書には、婚外子に関する一つの図がある[15]（図２-５）。日本は婚外子が他の国とくらべて圧倒的に少ない。49カ国の中で最小の2・1%である（2010年）。フランスは50%を超えている。この国連データを日本のメディアは取り上げない。何を恐れているのだろうか。

フランスの対策

フランスは、1990年代には、出生率が1・7台であったのが、2010年代の半ばには2・0台にまで上昇した。その背景には、世の中の変化、人々の意識の変化に合わせて、思い切って制度を変えたことがある。[16]フランスでは、PACS（Pacte Civil Solidarité：連帯市民協約、平たくいえば結婚の簡易版）が、結婚登録に変わりつつある。つまり、戸籍制度を改め、正式に結婚しなくとも、届け出さえすれば事実婚ができるし、名字を変える必要もない、同性同士でも可能としたのである。社会保障も税金などでも、結婚と同じ保障がある。その上、嫡出子、非嫡出子（婚外子）の区別をなくした。つまり、正式に結婚していない事実婚のカップルとその子を法律的に保障することにより、生まれてくる子どもの人権を守ろうという考えである。

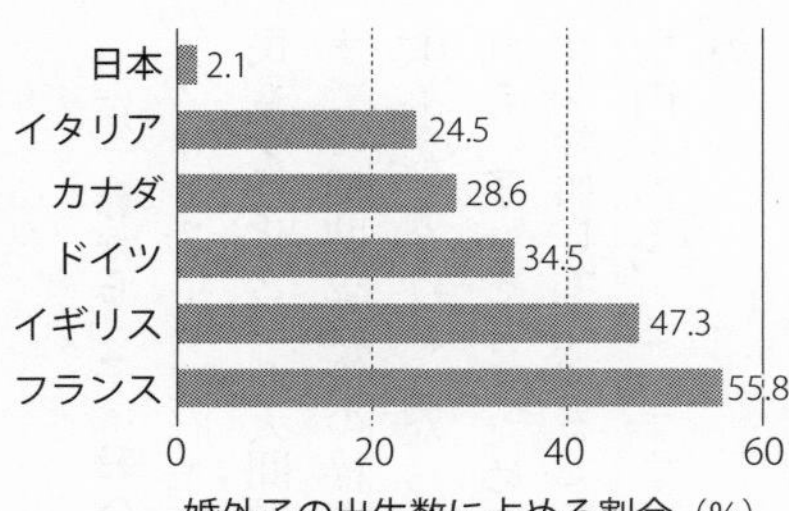

図2-5　日本は婚外子が世界で一番少ない(15)
国連の報告書にある49カ国の中で、出生児に占める婚外子の割合は日本が圧倒的に少ない。アメリカのデータは含まれていない

「戸」籍から「子」籍へ

２０２３年度政府予算の審議の中で、「異次元」の少子化対策の議論が行われた。政府も国民も少子化という大問題に気がついたのはよいことだ。しかし、現在の「異次元」政策はこれまでの補助金政策の枠を出ていない。本当に異次元というなら、婚外子を認めるくらいの制度改革をしなければならない。そもそも、日本の「戸」籍は、「家」を守るための籍である。それを「子」を守るための「子」籍に変える。「子籍」にして婚外子を認めれば、生涯未婚の男女も参加してくれるであろう。しかし、日本は、夫婦別姓すら認められていないような保守的な国である。このままでは１０００年後に日本は消えてしまうのだ。本当にそれでよいのですか。

出生率を上げるためには婚外子を認めるような思い切った制度改革が必要である。移民政策も見直し、ラグビーチームのように国際化しないと日本は生き残れないであろう。政治家よ、真剣に考えなければならないときなのだ。

3　江戸時代の寿命とライフサイクル

江戸時代の寿命

江戸時代に入ると、キリスト教の布教を恐れた幕府は、人々の宗教を明らかにするために、1671年に宗門人別改帳を作り、人口の調査を行った。この制度は、明治維新後に戸籍制度ができる1871年まで200年にわたって続けられた。宗門人別改帳により、新生児を除く人口の年齢構成がわかり、平均寿命も計算できるようになった。以下、鬼頭宏（上智大学）による論文を基に、「江戸時代の寿命とライフサイクル」を見てみよう。[17]

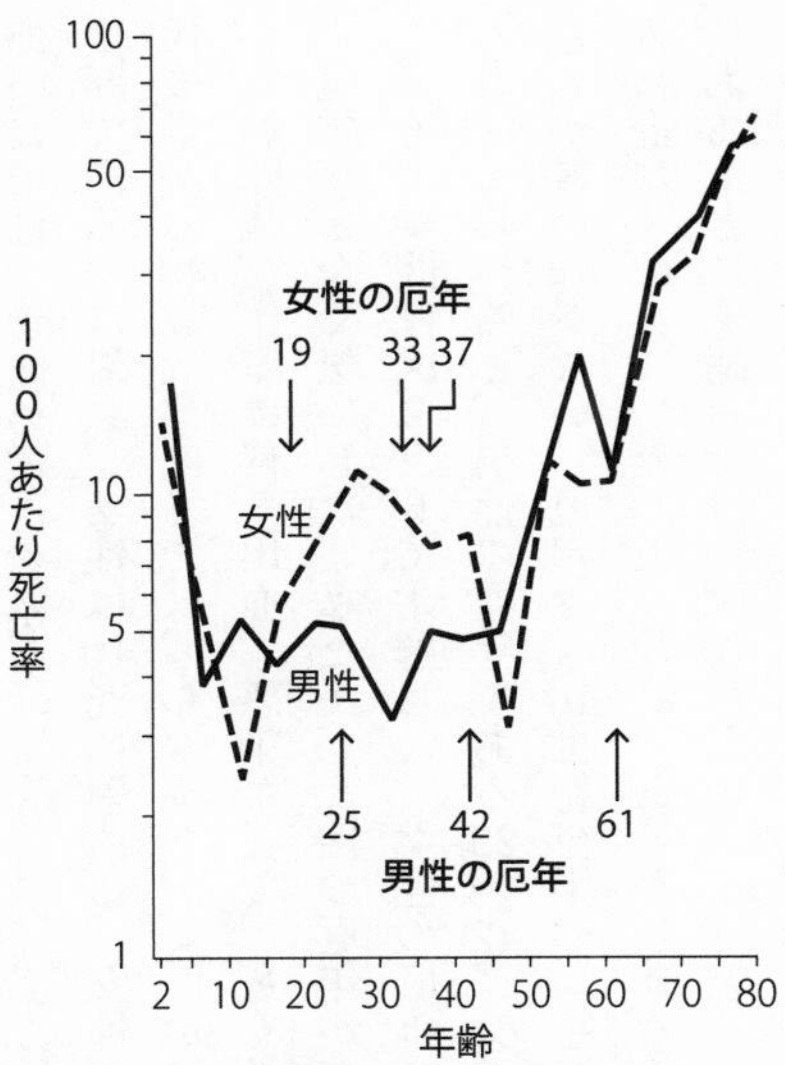

図2-6　江戸時代中期（1741〜1796年）の信濃国湯舟沢村（農村）の年齢階層別死亡率(17)

鬼頭による原図に男性、女性の厄年を加えた。実線は男性、破線は女性。縦軸は対数目盛

妊産婦の死亡

先に、どの国でも女性の方が長生きすると述べた。しかし、時代によっては、女性の死亡率の方が高いことがある。江戸時代の年齢別死亡率を見てみよう。信濃国湯舟沢村（現岐阜県中津川市）の年齢階層別死亡率のグラフ（図2-6）を見て驚くのは、10歳代の後半から40歳代半ばまでの

あいだでは、女性の死亡率が男性よりもはるかに高いことである。30歳の男性の死亡率が約3%であるのに対し、女性は10%に達する。女性の方が3倍も高いのだ。なぜだろうか。10歳代後半から40歳代半ばまでは、ちょうど、女性が妊娠・出産する年代である。医療が発達していない時代、出産に伴う出血、感染などで、多くの女性が死んだのであろう。

厄年など全く気にしない私だが、女性の厄年が、19歳、33歳、37歳であるのが不思議であった。その疑問は図2-6で氷解した。女性の厄年は、妊娠、出産の危機の年だったのである。それにくらべると、男性の厄年である25、42、61歳は、たいした理由もなく、なんとも能天気としか言い様がない。厄年は、10世紀後半の『宇津保物語』が初出という。数百年もの間、女性は悲劇に耐えていたのだ。現在のわれわれが存在しているのは、苦難に耐えた女性のおかげであることに感謝しなければならない。

妊産婦の死亡率は、医療の向上により、19世紀の後半から減少に向かい、2015年には日本の妊産婦死亡率は10万人の出産について5まで減少した。これは、世界でも最も低いグループに入る。しかし、衛生状態の悪いアフリカの国々では、2020年現在でも死亡率は10万人あたり2500以上である。

江戸時代のライフサイクル

鬼頭宏の論文には、江戸時代（19世紀）と現在を比較したライフサイクルの表がある（表

	江戸時代	現代（1990年）
平均寿命：男* 　　　　：女*	36.8歳 36.5歳	75.9歳 81.9歳
60歳からの平均余命：男 　　　　　　　　　：女	13.0年 13.5年	24.2年 29.5年
夫婦全期間（結婚から夫／妻の死亡まで）	36.2年	56.7年
出産数	5人	1.32
出産期間（結婚から末子出産まで）	19.7年	4.0年
子ども扶養期間（第一子出産から末子成人まで）	31.6年	22.3年
脱扶養期間（末子成人から夫／妻死亡まで）	1.5年	32.7年
老後期間（江戸時代60歳、現代65歳以降の期間）	2.6年	19.7年
寡婦期間（夫死亡から妻死亡まで）	マイナス0.8年	7.6年

表2－3　江戸時代農民夫婦と現代人の寿命とライフサイクル

鬼頭論文(17)の表に平均寿命、平均余命と出産数を加えた
＊：江戸時代平均寿命は、信濃国下伊那郡虎岩村1812〜15年のデータに基づく。乳児死亡率を推定補正したゼロ歳平均寿命

２－３）。これを見ると、江戸時代の女性の生活がいかに大変だったかがよくわかる。今の女子大生が見たら、「マジシンジラレナーイ。コンナノゼッタイヤダー」と言うに違いない。何しろ、20年間子どもを産み続け、32年にわたって子どもの世話をし、扶養が終わったと思ったら１年半後には死んでしまうのだ。老後の生活も２年半のみ、妻は夫よりは半年早く死ぬ。

江戸時代とくらべると、現代はなんと女性の生活は楽になったことであろうか。出産期間は４年のみ、22年養えば子どもは親の手を離れ、30年も老後を楽しむことができる。しかも、夫が死んでから、８年も自由な時間が待っているのだ。その上、洗濯機はあるし、掃除ロボットのルンバもある。しかし、ただひとつ躊躇するのは、離婚しない限り、57年

も夫婦で暮らさなければならないことだろう。若い人がなかなか結婚しないのは、このためかもしれない。綾小路きみまろ風に言えば、「あれから40年」もたてば、お互いに諦め、どうでもよくなるのだから、それほど心配することはない、と経験者のひとりとして忠告しておこう。

ただし、江戸時代に老後がなかったと考えるのは間違いであると、鬼頭宏は書いている。[17] ５歳までの死亡率の高い時期を乗り越えれば、半数以上が60歳以上になるまで生き延びる。60歳からの平均余命は男13・0年、女13・5年なので、70歳、80歳の老人も村にはいたことになる。子どもに次を譲り、隠居するのは50歳から60歳くらいであった。水戸黄門が「ご隠居様」になったのは１６９０年で62歳のとき、藤沢周平の小説の主人公・三屋清左衛門が「残日録」を書き始めたのは、隠居した52歳の年であった。

第3章　ピンピンと長生きする

秋天にわれがぐんぐんぐんぐんと[1]　高浜虚子
生きてあることのうれしき新酒かな[1]　吉井勇
酒止めようかどの本能と遊ぼうか[2]　金子兜太

元気でないと詠えない俳句である。秋空に向かって大きく背伸びする。新酒が旨いのも元気のおかげだ。金子兜太は、通風で酒をやめようと思うが、欲望と本能を抑えすぎないことが大事だと悟る。

1　健康を維持する

確かに寿命は延びた。しかし、長生きしても病気がちであったり、人の助けを借りねば生きていけないような状態では、本人にとっても残念であろう。できる限り、ピンピンと元気で過ごしたいものだ。

WHOの定義によると、平均寿命から日常的・継続的な医療・介護に依存して生きる時間を差し引いた期間が「健康寿命（Health expectancy あるいは Healthy life expectancy）」である。健康寿命が長いほど、寿命の質が高いと評価され、その結果、医療費や介護費の削減につながる。

健康寿命は、平均寿命と同じように、生まれたときからの健康な期間である。しかし、中年以上の人にとっては、ある程度歳をとってからの年数の方がピンと来るのではなかろうか。2019年の60歳からの健康余命（寿命）は次のようになる。[3]

・男性：23・9年
・女性：28・6年

われわれは、60歳から24年（男）、29年（女）前後も元気でいられるのだ。いうまでもなく世界第1位である。この数字を見ただけで、元気が出るであろう。

アメリカや中国に行くと、街にはジョギング、太極拳をする人を多く見かける。日本よりはみんな健康に気を使っているように見えるのだが、アメリカの60歳時の健康余命は37位、中国は61位である。[3] 日本人の健康寿命が長いのは、食事、医療制度などの複合要因によるのであろう。

以下、健康で長生きするために大事なことのうち、健康診断、喫煙、アルコール、メタボリック・シンドローム、運動について、総論的事項としてまとめておこう。高血圧、高脂血症、塩分とり過ぎは第５章（循環器疾患）で述べる。

（1）毎年1回は健康診断を受ける

医者嫌い、薬嫌いの人

健康診断が嫌いな人、病院に行くのも薬を飲むのも嫌いな人がいる。その気持ちもわからないではないし、病院好き、薬好きになってほしいというわけではないが、現代医学を信用して、健康と治療のために気軽に病院に行ってほしい。何よりも自分のためである。第５章で取り上げるように、医者嫌い、薬嫌いのために倒れた人が何人もいるのだ。

医者嫌い、薬嫌いの人に限って、怪しげなネット情報に引っかかりやすい。ワクチンを拒否しエビデンスのない治療法、あるいは治療法もどきを安易に信じてしまう。

定期的に健診を受けよう

病気は音もなく忍び寄ってくる。がん、心臓病、糖尿病、認知症、この本で取り上げているような命に関わる病気は、本人も周りの人も気がつかないうちに、身体のなかで芽生え、少しずつ本性を現してくる。早いうちに、病気の芽をつまみ出すことが大切だ。それには、健康に

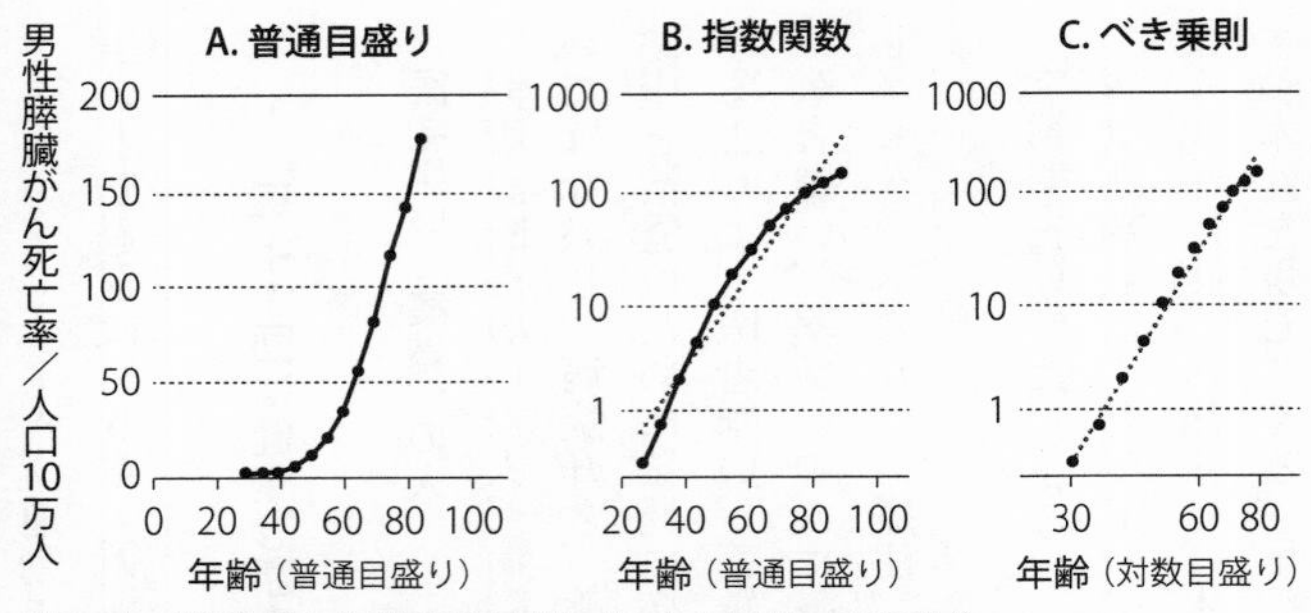

図3－1　膵臓がん年齢別死亡率（日本人男性、2020年）
A：普通目盛り。年齢とともに急上昇する。B：死亡率（縦軸）のみを対数化。直線から外れる。C：縦軸と横軸（年齢）を対数化。最も直線に一致。すなわち、膵臓がんの死亡率は30歳から85歳以上の間でべき乗則が成立する。破線は回帰直線（著者原図）

自信があろうとなかろうと、毎年、定期的に健診を受けることが大事である。その根拠はグラフ上の1本の直線にある。

病気は年齢とともに「べき乗則」にしたがって増える

ほとんどの病気は年齢とともに急速に増えてくる。図3－1に、そのひとつの例として日本人の膵臓が(すいぞう)んの年齢別死亡率を示した。普通の目盛りで書くと、図3－1Aのカーブになる。これを直線化するのにはどうしたらよいだろうか。まず、縦軸（年齢別死亡率）を対数に変換してみたが、直線とは言いがたい（図3－1B）。次に、横軸の年齢も対数に変換したところ、直線が得られた（図3－1C）。つまり、死亡と年齢の両方の対数値の間には直線関係が成立することになる。

これを数学的に言うと、次のようになる。

- 指数関数　$y \propto n^x$　縦軸を対数化したとき直線になる（肩付き文字は指数を示す）。
- べき乗則　$y \propto x^n$　縦軸、横軸を対数化したとき直線になる。

べき乗則（Power law）は、多くの人にとって、耳慣れない言葉であろう。「べき乗」を漢字で書くと「冪乗」になる。ますますわからない。「累乗」と言えば、少しはわかりやすいであろう。つまり、同じ数を重ねて乗ずることである。

べき乗則は、驚くほどたくさんの自然現象、社会現象に当てはまる。がん、心筋梗塞、脳梗塞の年齢別死亡率だけではない。研究費から見た大学間格差、地震のマグニチュード分布、月のクレーターの直径分布、シェイクスピアの単語の使い方分布などなど、べき乗則は自然と社会現象を解くカギともいえる[4]。

死因順位（図1-3）	死因	べき乗則の指数
	全死亡	4.6
1	がん	5.1
2	心疾患	5.2
3	老衰	17.9
4	脳血管障害	5.0
5	肺炎	7.1
6	不慮の事故	3.7
8	腎障害	6.4

表３-１　主な死因のべき乗則指数
（2021年）（著者原図）

死に至る病気はべき乗則にしたがう

死亡ランキング上位の死因について、べき乗則分析をした。その結果、すべてべき乗則にしたがい、その指数は５前後にあることがわかった（表３-１）。例外は、老衰の17・９である。年をとることが前提にあるので、これは当然であろう。

多くの自然現象と比べると、指数（絶対値）は非常に大きい。このことは、年齢を積み重ねるにしたがい、病気になる要因、ターゲットが積み重なっていくことを物語っているのであろう。

1年で10％死亡リスクが増える

この指数値を使って、加齢とともに、疾病のリスクがどのように増加するかを推測することができる。[5]たとえば、60歳の人が61歳になったとき、どのくらい、がん、循環器病（心疾患、脳血管障害）のリスクが上昇するかを考えてみよう。指数を5・0とすると、

$$(61/60)^{5.0} = 1.017^{5.0} \fallingdotseq 1.09$$

すなわち、がんも心筋梗塞も、60歳のときよりも、ほぼ9％リスクが上昇することになる。1歳歳をとると、9％もリスクが上昇するのだ。死亡のリスクは考えられないくらいの高利回りである。

もちろん、この数字はポピュレーション全体のリスクなので、個人のリスクではない。しかし全体としては毎年、9％もリスクが上昇するのだ。いま健康であるかどうかにかかわらず、毎年1回は健康をチェックするのがいかに大切かがわかるであろう。

（2）タバコをやめる

日本人の生活習慣

２０１１年、国際的に評価が最も高い臨床研究誌のひとつである『ランセット』は、日本の国民皆保険制度50周年にあたって、「日本人が健康なのはなぜか？」という特別記事を載せた[6]。健康的と言われている日本人の生活習慣の中のワースト5は次の5つである。

・喫煙
・高血圧
・運動不足
・高血糖
・食塩過剰摂取

この中でダントツの1位である喫煙から始めよう。

タバコの害をはっきりと示したのは、オックスフォード大学の疫学者ドール（Sir Richard Doll：１９１２〜２００５）の調査である。彼は、イギリス医師会の喫煙者と非喫煙者を50年以上にわたって追跡し、喫煙が10年も命を縮めることを明確に示した。[7]

図3-2は、国立がん研究センターが14万人の対象者を10年以上追跡した研究である。肺がんだけでなく、様々ながん、さらに循環器疾患の死亡リスクが目立って増えていることがわかる。[8] 喫煙者に循環器疾患による死亡者が多いのは、血管の壁が損傷を受け、さらに血液成分が血栓を作るなどの複数の要因が絡んでいる。タバコの煙は肺に入るので、当然、呼吸器にはよくない。肺胞構造が破壊されて肺気腫になり、さらに慢性の気管支炎が加わり、COPD（慢性閉塞性肺疾患）となる。[9] COPDになると、咳と痰が出て、さらに悪化すると、息切れするようになる。COPDの90%は喫煙者である。喫煙者は80歳を越して生きるのは難しいと覚悟した方がよい。

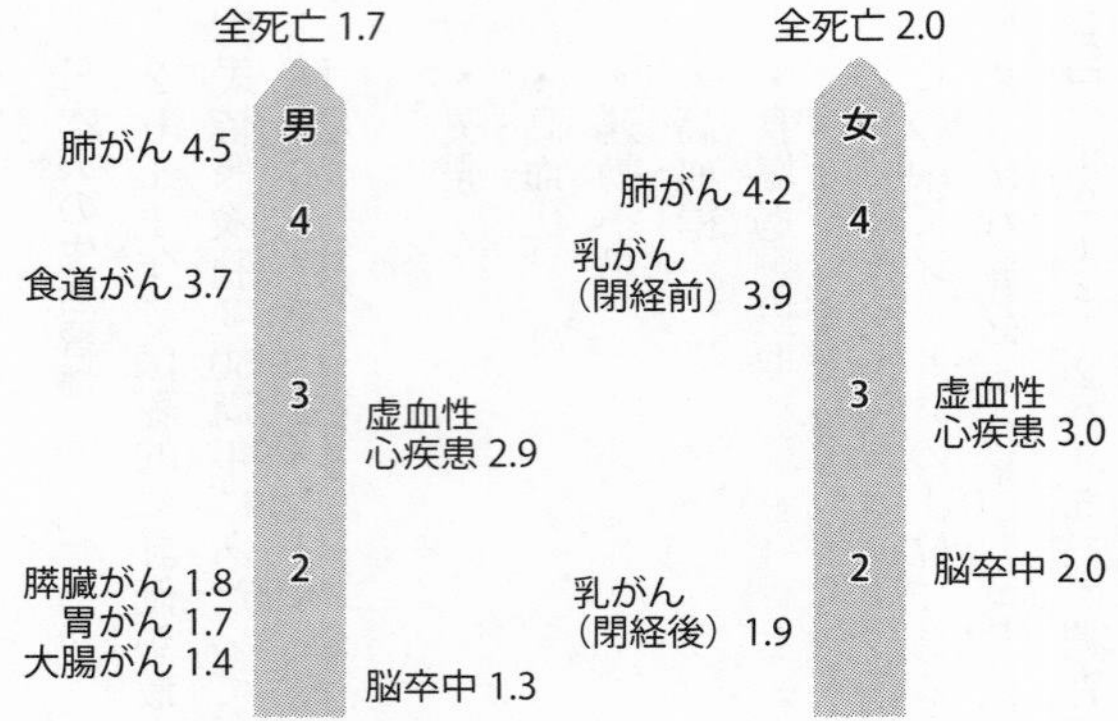

図3-2　喫煙者の卒塔婆(8)

肺がんは男女ともに喫煙者は４倍以上多い。閉経前の乳がんも４倍近く多い。喫煙者は循環器疾患にもなりやすい（著者原図）

煙草くさき国語教師が言うときに明日という語は最もかなし[10]　寺山修司

図書室の窓より見下ろす喫煙所同じ時間に同じ顔ぶれ[11]　永田紅

タバコを吸うのは決して格好のよいことではないことを知ってほしい。

受動喫煙

タバコをやめると、ほかの人の吸っているタバコの匂いも気になってくる。それだけ匂いに敏感になっているのだ。他人のタバコの煙（副流煙）でも健康被害を受けるということを最初に指摘したのは、国立がんセンターの平山雄であった。[12]１９８１年の「ヘビースモーカーの妻たちの肺がんリスク」という論文は、日本の家は狭いからだろうなどと言われ、世界からなかなか受け入れられなかった。しかし、その後の研究により、受動喫煙によっても、がん、循環器疾患のリスクが高くなることが確実になった。[13]マンションのベランダでタバコを吸う「蛍族」が増えたのも、「ヘビースモーカーの妻たち」の闘いの成果であろう。

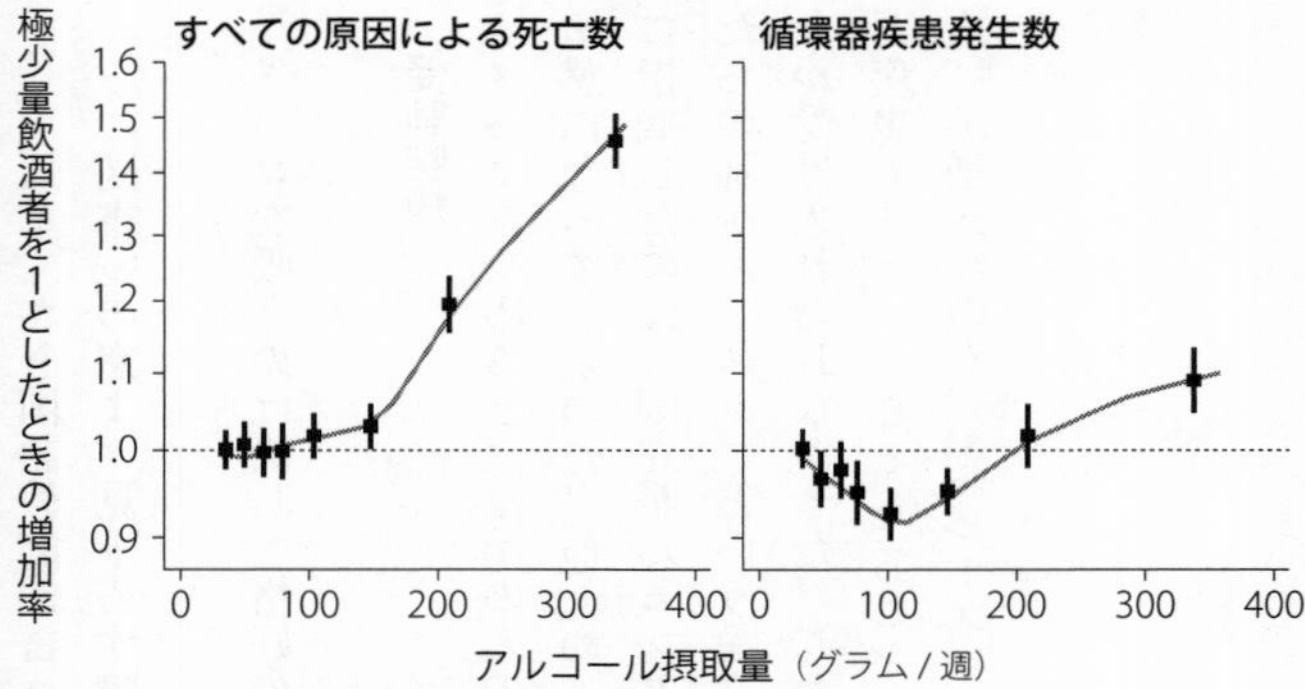

図3−3　日本酒毎日１合までは安全

イギリスを中心に60万人を追跡(15)。すべての原因による死亡でも安全量（閾値）がある（左図）。循環器疾患発生では、150g/週までは抑制効果がある（右図）。縦の棒は95%信頼限界

（3）酒は飲み過ぎない

酒はからだに悪い？

アルコールについては、飲み過ぎない限りは健康に悪くないというデータが多く、厚生労働省もそれを認めていた。しかし、２０１８年になって１９５カ国の調査をまとめたメタ解析から酒に安全量などないという結果が『ランセット』誌に発表され、そのデータを引っ込めてしまった。[14]ところがよくしたもので、同じ年に同じ『ランセット』誌に正反対の結果が発表された。[15]イギリスを中心に約60万人の飲酒者を追跡したメタ解析によると、１週間に２００gのアルコール飲酒者の方が、飲まない人よりも心臓病のリスクが低いというのだ（図３−３）。全死亡で見ても１５０g／週が安全量（閾値）である。毎日、日本酒１合、

ビールロング缶1本程度（それぞれ175g／週）であれば、（イギリス人の場合は）酒は安全な上、循環器疾患を抑えるというのである。

どちらの論文も科学的にはきちんとした内容である。われわれはどちらを信じたらよいのだろうか。まずは二人の賢人に聞いてみよう。

月下独酌一杯一杯復(また)一杯はるけき李白相期(あいき)さんかな[16]　佐佐木幸綱

酔いはさめつつ月下の大路帰りゆく京極あたり定家に遭わず[16]　永田和宏

ロシア人の寿命

ロシア人の酒の飲み方は、「破滅飲み」といってもよいかもしれない。ウオッカを飲み過ぎた結果、殺人、自殺、事故が増え、平均寿命は短くなる。ロシア人男性の寿命は、1950年には50・7歳、2000年には58・6歳という、世界の中でもひときわ目立つ短命であった。2020年時点でも67・3歳しかない。しかも、ソ連邦崩壊、ルーブル暴落のような社会不安のたびに男性の死亡率が悪化する[17]（図3－4）。ウクライナ侵攻でまた男性の死亡率が一段と高くなったのではなかろうか。

ウオッカの飲み過ぎで、自殺、殺人というのは信じられないが、ウオッカにはアルコールだけでは説明できない危険性が潜んでいるに違いない。1970年代の後半、まだソ連邦のころ、

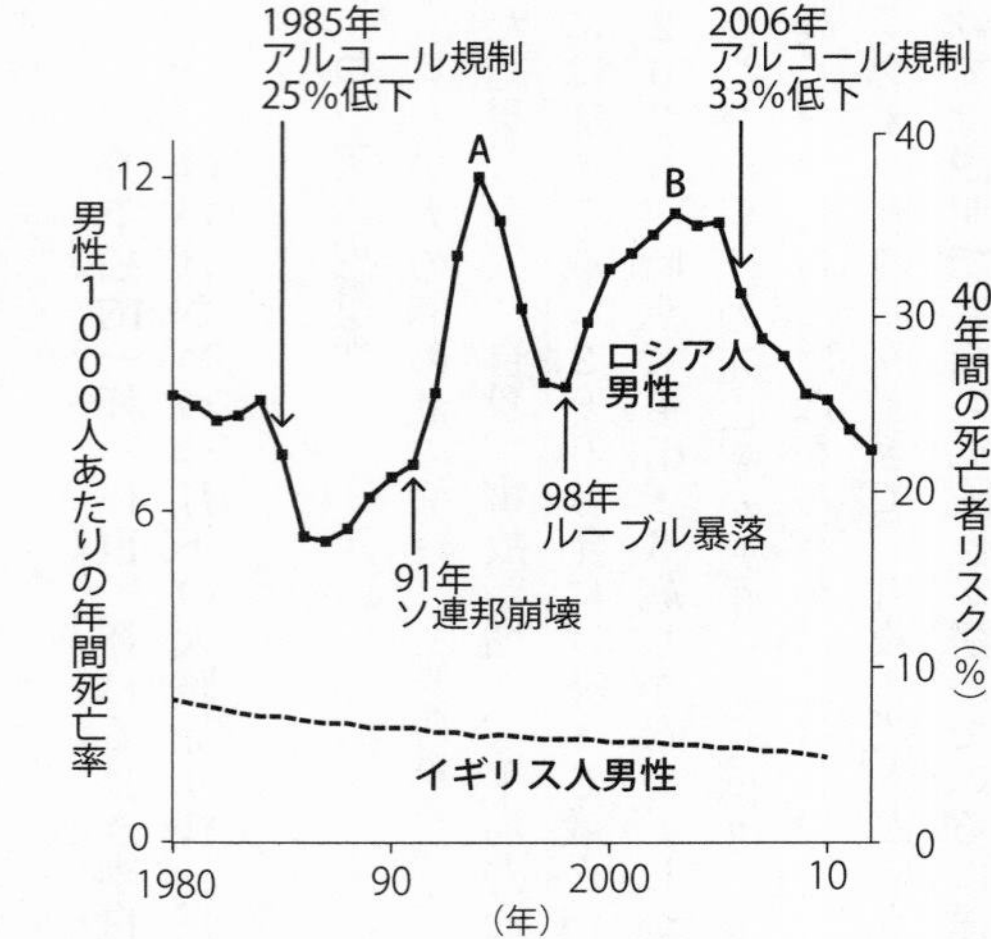

図3-4　1980年から2012年までの15歳から54歳のロシア人男性の死亡率と死亡リスク(17)

ソ連邦崩壊、ルーブル暴落などの政治社会的危機の後に死亡率が急増する（ピークAおよびB）。この間（1980〜2010年）のイギリス人男性死亡（点線）と比較するとロシア人は6倍以上も高い

WHOの仕事でモスクワに行ったことがある。アメリカ人と一緒に、ソ連流の接待を受けた。私はある程度酒を飲むとそれ以上飲めなくなるので無事だったが、ウオッカの杯を重ねていたアメリカ人は腰が抜けて、私がホテルまで抱えるようにして送っていったことを思い出した。

ちなみに、ネット情報によるとプーチン大統領はほとんどウオッカを飲まないという。ウクライナで戦争犯罪を繰り返しているのはウオッカのせいではなく、本人の責任である。

（4）メタボリック・シンドロームにご用心

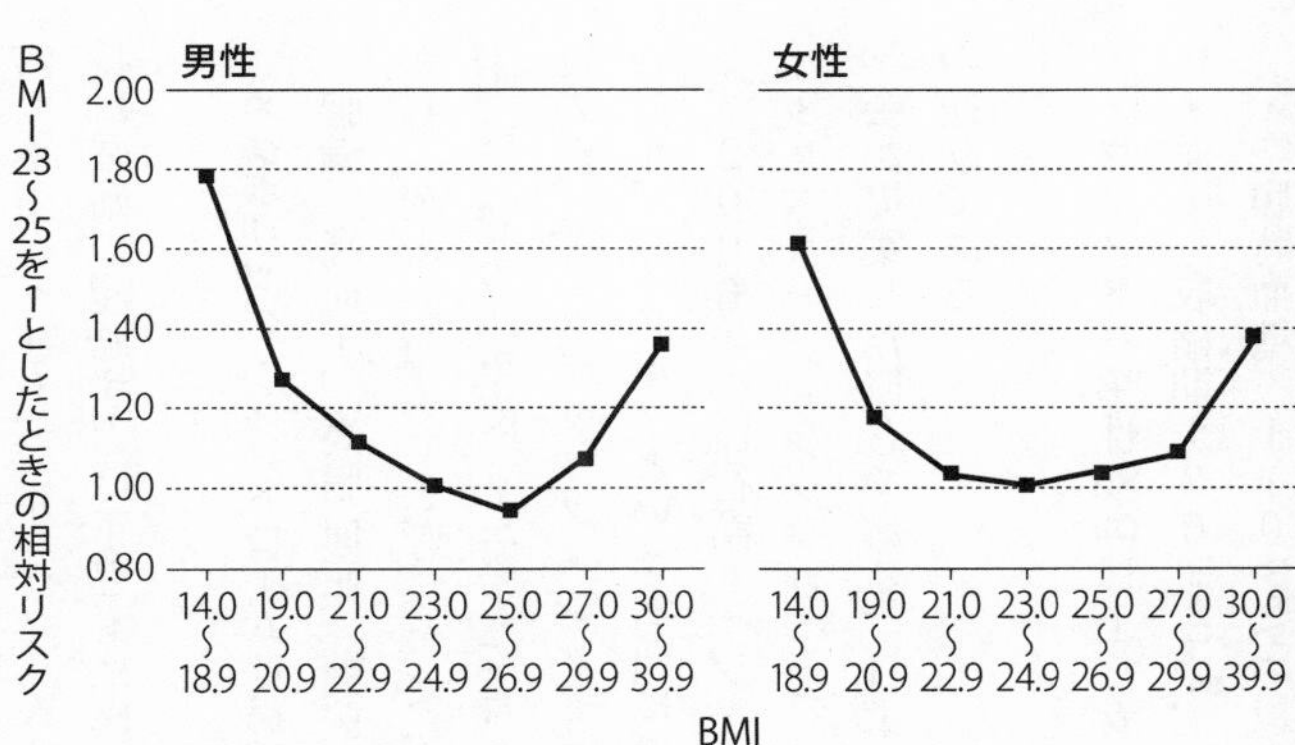

図3－5　BMIと死亡率の関係(18)
がん、脳血管障害、心疾患のそれぞれのカーブは同じ傾向を示した

小太りが一番長生きする

肥満の程度を表すのにＢＭＩ（Body Mass Index）という指標がある。体重（kg）を身長（m）で２回割ると得られる。日本では、ＢＭＩ値が18・５から25を普通体重、18・５以下を痩せすぎ、25以上を肥満と呼んでいる。しかし、ＷＨＯの基準では、ＢＭＩが25～30は肥満とはいわず、太りすぎ（Overweight）である。ＷＨＯの肥満（Obesity）はＢＭＩが30以上である。ＢＭＩ30以上の男性は、日本では２・８％にすぎないが、アメリカ人男性ではその10倍、28・１％に達する。

日本の７つの追跡調査の35万人以上のデータをプールし、ＢＭＩの水準と10年以上にわたる死亡率を追跡したデータによると、図３－５に見るように、ＢＭＩと死亡率の関係はＵ字型になる。[18] つまり、痩せすぎも肥満と同じように死亡率が高い。死亡率が一番低いのは男性ではＢＭＩ23～27、女性では21～

27である。つまり、「小太り」くらいの方が死亡率が低いのだ。痩せすぎも健康によくない。特に妊婦の痩せすぎは子どもに影響する。

メタボリック・シンドロームは循環器疾患の予備軍

肥満、高血圧、高脂血症、糖尿病が重なると、動脈硬化や虚血性心疾患を起こしやすいことから「死の四重奏」と呼ばれていた。しかし、この名前はあまりにインパクトが強すぎて、「実は「死の四重奏」と医者に言われてね」などと簡単には会話では使えない。そこに登場したのが、「メタボリック・シンドローム」であった。内容は「死の四重奏」とほとんど同じなのだが、「メタボ」という名前には抵抗感が少なく、当時のおじさんたちのあいだで話題になり、2006年の流行語トップテン入りをした。

メタボリック・シンドローム(Metabolic syndrome)は、2005年に国際的にいくつかの学会が提案した概念である。日本肥満学会によるメタボリック・シンドロームの診断基準は次の通りである。

・ウエスト：男性85㎝以上、女性90㎝以上
・血圧：収縮期130mmHg、拡張期85mmHg以上
・空腹時血糖：110mg/dl以上

・中性脂肪：150mg/dl以上かつ／またはHDLコレステロール40mg/dl以下

以上の数値のうち、ふたつ以上に該当する場合をメタボリック・シンドロームという。

肥満だけでは「メタボ」の十分条件にならないが、肥満特に腹部の肥満はメカニズムの上で大きな役割を果たしている。「皮下脂肪は定期貯金、内臓脂肪は出し入れ簡単な普通貯金」という説明が、厚労省の「eヘルスネット」に出ている。皮下脂肪は、過剰エネルギーをゆっくりと脂肪として蓄積するが、内臓脂肪は、速やかに反応し、たとえば運動をするとすぐに燃える。メタボリック・シンドロームを改善するには、食事の改善と運動という常識的な予防法が有効であるのだ。つまり、本人の心がけ次第である。

(5) 運動をする

現代社会は、便利さを求めるなかで、人々が体を動かさなくてもすむようになってきた。どこに行くにも車がある。階段の代わりにエスカレーター、エレベーターがある。重い荷物は宅配便が運んでくれる。子どもたちは、外で遊ぶ代わりにゲームに夢中だ。加えて、コロナ禍である。

運動不足は、重要な病気に影響する。[19] 2012年、『ランセット』誌に発表された世界各国の分析によると、日本は特に運動不足が目立ち、全死亡の16・1%は運動不足によるという。[19]
運動不足が関わる生活習慣病には次のような病気がある（カッコ内%は運動不足の寄与率）。

・冠動脈疾患（10・0%）
・高血圧
・脳卒中
・メタボリック・シンドローム
・2型糖尿病（12・3%）
・乳がん（16・1%）
・大腸がん（17・8%）

運動不足が解消すれば、日本の平均寿命は0・9年延びるという。

1日8000歩、週2回歩けば十分効果がある

運動不足解消には、有酸素運動によって、酸素とともに、糖質、脂肪を消費するのがよい。一番手軽なのはウォーキングである。歩数計をつけて歩いている人も少なくない。

週に何回、どのくらいの歩数を歩けば、死亡率を下げることができるであろうか。日本を含

む15の研究（対象者4万7500人）をメタ分析したところ、次のような結果が出た。[20]

・60歳以上：1日6000歩から8000歩歩くと、7年後の死亡率が低い。それ以上歩いても効果は増えない。
・60歳未満：1日8000歩から1万歩歩くと、7年後の死亡率が低い。

さらに、京都大学の井上浩輔は、カリフォルニア大学と共同で、1日8000歩を週に何回歩けばよいかを検討した。[21]その結果、週に2日歩けば十分効果が得られることがわかった。

2　サプリメントをとるべきか

あふれるサプリ広告

メディアにはサプリメントのコマーシャルがあふれている。ニンニク、シジミ、青汁、キノコ、ゴマ、朝鮮人参、食物繊維から、コラーゲン、グルコサミン、コンドロイチン硫酸、コエンザイムQ、ビタミン、NMN、アミノ酸、ヒアルロン酸のような化学物質に至るまで、健康のためのサプリと健康食品の広告が繰り返される。いかにも効きそうな感じを与える商品の名前と、元気なお年寄りが笑顔で歩く画面。飲めばこんなに元気になりますよと宣伝する。そんなに元気になるのなら飲んでみようかなと思ってしまうだろう。有効性はどこまで確認されているのであろうか。

コラーゲンも同じだ。コラーゲンの入っている化粧品を使えばつるつるの肌になるという。しかし、コラーゲンは皮膚からは吸収されないので、つるつるになるのは、ベトベトによる保湿効果以外には考えられない。コラーゲンを食べたり飲んだりしたところで、それが、膝関節に届いて、膝の動きをよくするなんてあり得ない。だいたい、食べたコラーゲンがそのまま血中に入れば、コラーゲンが血管に詰まって、脳梗塞や心筋梗塞を起こしてしまうだろう。食べたものは、一度分解されてから吸収されるという大原則があるのだ。

特定保健用食品（トクホ）と機能性表示食品

健康の効果を謳うためには、「特定保健用食品（トクホ）」か、「機能性表示食品」でなければならない。[22]

- 特定保健用食品（トクホ）：実際に人で効果が確認されている。審査の上、承認。
- 機能性表示食品：少しでも効果があるという証拠があれば、届け出だけで承認される。

「トクホ」はしっかりしたデータと審査の下に許可されるので信用できるが、「機能性表示食品」は一つでも都合のよいデータがあれば、通ってしまう。客観的な評価など必要ない。健康問題が生じたときの対策が決まっていないため、「紅麴」のような事件が起こった。そもそも、機能性表示食品が出てきたのは、２０１３年6月、当時の安倍総理がアベノミクスの一環として、「健康食品の機能性表示を解禁します」と宣言したのが始まりである。

人でテストを繰り返す「トクホ」には資金が必要なので、資金のないところにもチャンスを与えるために「機能性表示食品」が作られた。しかし、現実には、ウイスキーメーカーのSのような大企業が、人でのテストを省略して、その資金を広告に回して稼いでいるのだ。ちなみに、S社の健康食品、サプリ36品中「トクホ」はひとつのみ、「機能性表示食品」は8品目のみである。残り27には何の証拠もないことになる。

高いお金を出して、サプリに頼る必要もない。食事に気をつけ、新鮮な空気を肺いっぱいに吸い込む。それが一番だ。

第4章　半数以上の人が罹るがん

俳人の江國滋（１９３４〜１９９７）は、１９９７年2月6日、食道がんと診断された。[1]

残寒やこの俺がこの俺が癌　　**江國滋**

春の闇阿鼻叫喚の記憶あり　　**同**

目にぐさり「転移」の二字や夏さむし　　**同**

同年8月10日逝去。辞世の句

墓洗ふ代りに酒をそそげかし　　**同**

1　症　例

症例4－1・河野裕子と永田和宏の相聞歌

私は分子生物学者で歌人の永田和宏の「ＤＮＡと三十一文字〝二刀流〟」の秘密を知りたく

て、岐阜大学までセミナーに来てもらったことがあった。わかったのは、彼はふたつの脳を持っているということであった。永田の妻、河野裕子（１９４６～２０１０）には会ったことがなかったが、永田から送られてくる本で彼女の歌には親しんでいた。

その河野ががんになった。乳がんが発見されたときから亡くなるまでの10年、ふたりはお互いの想いを短歌に託した。[2] それは死を見すえた河野と、遺されることを覚悟した永田の相聞歌である。

はじまりは、２０００年9月20日の歌であった。

左脇の大きなしこりは何ならむ二つ三つあり卵大なり　裕子
さうなのか癌だつたのかエコー見れば全摘ならむリンパ節に転移　同

手術の前夜、ひとり風呂に入ったときの歌。

阿呆らしくかなしいことなり形よき左の乳房を切ることになる　裕子

手術後、彼女は放射線治療に入った。照射部位を示す紫色の線の生々しさにたじろぐ。

紫の濃き線をもて描かれし君が乳房の標的の位置　和宏

がん細胞の論文を読むのは永田の仕事なのだ。しかし、妻にはそれさえも寂しいことだった。

文献に癌細胞を読み続け私の癌には触れざり君は　裕子

大学の仕事はとにかく忙しい。河野は家族からひとり離れているのではないかと寂しさを募らせる。

白木槿（しろむくげ）あなたにだけは言ひ残す私は妻だつたのよ触れられもせず　裕子
風呂の蓋（ふた）洗ひながら歌ふ歌もなし夫（つま）や子遠し彼ら働く　同

8年後に肝転移が見つかった。

まぎれなく転移箇所は三つありいよいよ来ましたかと主治医に言へり　裕子

転移巣に対して化学療法が始まった。家族の誰もが、そのあとに来るであろう重大さがわかっていた。

髪あるうちにと家族三人が撮りくれし写真の中に誰もほほゑみて　裕子

再発が見つかると、永田もうろたえてしまう。

歌は遺り歌に私は泣くだらういつか来る日のいつかを怖る　和宏
相槌を打つ声のなきこの家に気難しくも老いてゆくのか　同

最期が近づくと、彼女を日常の場で家族と過ごせるよう、永田は河野を家に連れて帰った。歌を作り続け、生活してきた家が、最も彼女にふさわしい場だからだ。
薬袋に鉛筆で薄く書かれていた歌。

わが知らぬさびしさの日々を生きゆかむ君を思へどなぐさめがたし　裕子

死の前々日、前日、口述筆記で書かれた一首。

長生きして欲しいと誰彼数へつつひにはあなたひとりを数ふ　裕子
さみしくてあたたかかりきこの世にて会ひ得しことを幸せと思ふ　同

最期の一首。

手をのべてあなたとあなたに触れたきに息が足りないこの世の息が　裕子

2010年8月12日、河野裕子は64歳で亡くなった。

症例4－2・幼子とまだ見ぬ子を遺して逝った井村和清

井村和清（1947～79）は、医学部を出て4年目の1977年11月、右膝の痛みがあり、バイオプシー診断を受けた。その結果は線維肉腫であった。[3] 右足切断の日の朝、井村の妻は、その日の午後に切り落とされる彼の足を泣きながら洗った。

1978年8月の末、深呼吸をすると左前胸部に引っ張られるような痛みがあった。「来たかな」。不吉な予感が走った。肉腫の転移であった。左右の肺にコインのような影が散在していた。彼は覚悟した。いかなる治療を行っても、おそらく自分は死ななければならないだろう。その日の夕刻、不思議な光景を見た。世の中が輝いて見えた。スーパーの買い物客、走り回る子どもたち、雑草も電柱までもが、美しく輝いて見える。アパートに戻ったとき、妻もまた手を合わせたいほど尊く見えた。井村は、これから働けるのは2カ月、生きていられるのは6カ月と自らを冷静に診断した。肺の転移が確実に増大し、血痰が出て、その上右心房に転移して不整脈が頻発しながらも、彼は4カ月支障なく仕事を続けることができた。しかし、12月10日、激しいめまいに襲われた。「あなた、むりよ。お願い、もうやめて」と言う妻の言葉に、病院に休むというお詫びの電話を入れ、2度目の休職となった。

井村和清は、『飛鳥へ、そしてまだ見ぬ子へ』という一冊の本を書いた。[3]

12月30日（……）父がいる。母がいる。妻がいて、娘〔飛鳥（あすか）〕がいる。このあたりまえのことがなんと尊いことか。

1月2日（……）静かである。（……）

澄んだこころでいられることがとてもうれしい。（……）

倫子のお腹がいよいよふくらむ。

元気ないい子を立派に生んでくれよ。

早くその子の顔を見たい。名前をつけてやりたい。

1月4日（……）

悲しい。

なんとしても生きぬきたい。（……）

死ねない。

ありがとう。

和清。

１月21日逝去。31年の短い生涯だった。

その本は普通の本と違って、「はじめに」に続いて「あとがき」がある。その最後は、次のように結ばれている。

ありがとう、みなさん。

人の心はいいものですね。思いやりと思いやり。それらが重なりあう波間に、私は幸福に漂い、眠りにつこうとしています。幸せです。

ありがとう、みなさん、ほんとうに、ありがとう。

がんで亡くなる人は高齢者だけではない。小児がんの子どもたちが、必死にがんと闘っている姿は痛ましい。そして、この症例のように、小さい子どもとまだ見ぬ子を残して31歳で亡くなった井村医師はどれほど、悔しかったであろうか。妻の倫子は書いている。「二人目の子どもを身籠ったことを知ったときの主人は、まるで勇者のようでした。目は輝き、何事にも恐れない武者そのものでした」。最後には「ありがとう」を繰り返し、みんなに感謝している。悔しさを越えて、感謝の気持ちに至った井村医師の心境に涙する。本には、成人した2人の娘の写真が載っている。この症例は、がんの無慈悲さと同時に生の素晴らしさを教えてくれる。

症例4-3・オプジーボが劇的に効いた症例

気象学者の松野太郎は大学院生時代、後に二酸化炭素増加による地球温暖化の予測でノーベル物理学賞を受賞した真鍋淑郎博士の後輩として早くからこの問題の研究に携わってきた。松野は2007年には天皇陛下にご進講している。

私の親戚である松野夫婦は、ほぼ同じ時期に2人ともがんになり、がん研有明病院で治療を受けていた。折にふれ、私は2人から相談を受けていた。残念なことに松野夫人は2017年7月白血病で亡くなり、同時期に松野（当時83歳）も口腔内がんの肺と肝臓への転移で余命は年内という状態になっていた。ちょうどその時期、オプジーボ（商品名 Opdivo、一般名 Nivolumab）が頭頸部がんにも適用可能となり、2週間に1回の点滴投与が始まった。ところが副作用の皮膚炎症のため7回、3カ月で治療を中止せざるを得なくなったが、10㎝以上もあった肝臓と肺の転移巣は治療中止後も縮小を続け、消え失せた。7年後の現在、彼は元の状態に戻って研究を続けている。

オプジーボは、京都大学の本庶佑（ほんじょたすく）の長年の基礎研究が実った薬である。オプジーボはがん細胞が免疫細胞の攻撃を逃れるためのPD－1／PD－L1経路をブロックする。それにより、Tリンパ球ががん細胞を殺すことができるようになる。本庶佑は、その功績により2018年にノーベル生理学・医学賞を受賞した。本庶は日本学士院の例会で受賞を報告した。同じ学士院会員の松野は、実は、私はオプジーボによって助かった一人ですと、会場から感謝の意を表した。本庶にとっても、自分の開発した薬によって治った人を直接目にすることができたのは、大きな喜びであった。

症例4－4・膵臓がんからの生還

私の弟は膵臓がんから生還したひとりである。1996年のある日の夜、「今日、会社の健診で腹部エコーを受けたところ、膵管が拡張していると言われた」という電話があった。私は、膵臓がんは膵管にできるがんであることから、拡張があったのは小さながんができて膵管が詰まったのではないかと考え、翌日、かつて仙台の研究室で机を並べていた高橋俊雄都立駒込病院院長に診察をお願いした。画像としては発見できなかったが、膵液の細胞診でがん細胞が発見された。手術で膵頭十二指腸摘出を受けて以来、28年後の今日までがんの再発はない。主治医によると、彼は膵臓がんの最長生存例だという。この例では、非常に運がよいことに、エコー検査で膵管拡張が発見された。そして、本人がすぐに決断し、手術を受けたことが奏功した。退院後、弟と私は、最初に見つけてくれた臨床検査技師にお礼に行った。

症例4－5・急性白血病からの生還

天才的な水泳選手、池江璃花子は2019年2月、オーストラリアでの合宿中に体調不良により急遽帰国した。18歳のときである。急性白血病と診断されたが、強力な化学療法のあと、骨髄の造血細胞を入れ替える骨髄移植により、完全に回復し、2021年の東京オリンピックに出場した（なお、池江は東京都江戸川区の西小岩小学校の出身で、大相撲の翔猿（とびざる）と同窓。往年の名横綱栃錦は下小岩小学校の出身。全くの余談であるが、私は南小岩小学校の卒業生である）。テノール歌手のホセ・カレーラスも骨髄移植によって白血病から回復した。ホセ・カレーラス国際白血病財団を設立し、さらに、アメリカ臨床がん学会の際にチャリティコンサートを開いている。

症例4－6・ステージ4で4年生存

私の妹は、肝機能の異常を指摘され、CTを撮ったところ、直径10㎝大をはじめとして複数の転移巣が肝臓に発見された。原発がんは一番発見しにくい小腸と盲腸の交差点の大腸がんであった。妹も私も諦めかけたが、千葉大学病院の松原久裕消化器外科教授から、今のがん治療は、先生の時代とは違うので、治療を受けてくださいと言われた。実際、それから４年間、化学療法を受けながら、彼女はほとんどの時間を家で家族と暮らすことができた。その間、小学校低学年だった孫は６年生にまで成長した。助けることができなかったのは残念であったが、この４年間は、彼女にとって大きな贈り物であった。

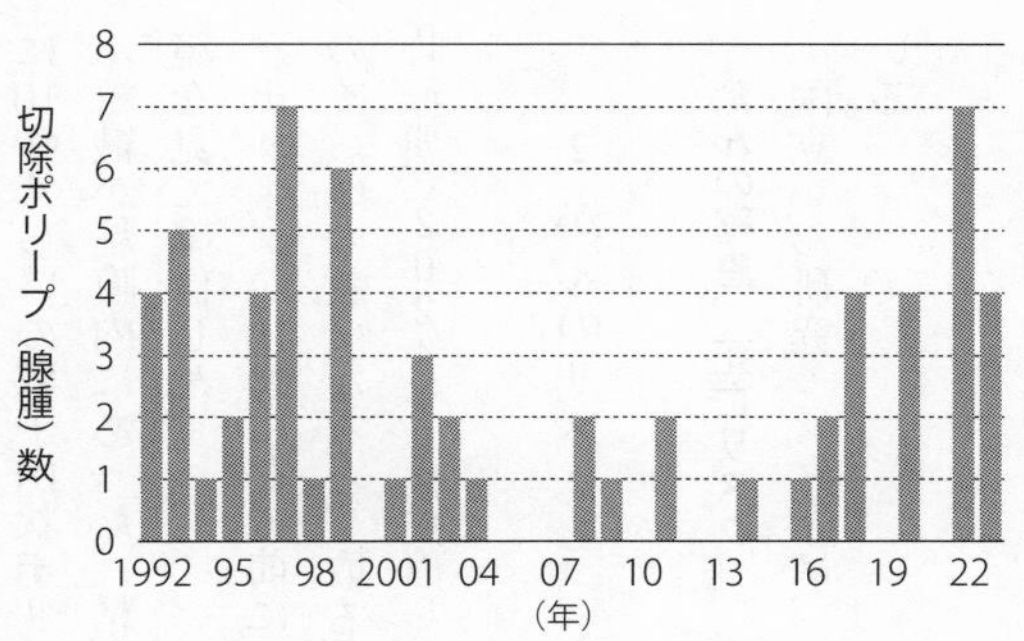

図４−１　30年以上続くマイポリープ
1992年から2023年までの31年間に58個のポリープを切除した。最初の１個にがんが見つかった

症例４－７・マイポリープ

私の弟妹の話が続いたが、次は私自身の早期がんである。[4,5] 56歳のとき、できたばかりの大腸がんを発見し、以後毎年大腸検査を受け、今日まで31年間になんと58個のポリープをとった（図４－１）。

最初のポリープは、ドイツのハイデルベルクに出張していたときであった。出血の様子から痔だと思った。ネッカー川にかかる橋の上からハイデルベルクの古い街並みを見ながら、これでは、「アルト・ハイデルベルク」ならぬ「ヘモ・ハイデルベルク」だと思った。

日本に帰ってから、スキー仲間の大倉久直（国立がんセンター）に内視鏡検査をお願いしたところ、直腸に10㎜くらいの双子山状ポリープが見つかった。顕微鏡標本を見たところ、なかなか立派ながん組織が粘膜内にあった。粘膜の外に出ていないので、これなら大丈夫だろうと、自分で顕微鏡を見て確信した。

ポリープが10㎜になる前に切除しているので、その後がんはひとつも見つかっていない。このくらいの数になると、取る方も取られる方も、今年はいくつかと楽しみになってくる（校了時追加、２０２４年3個摘出した）。

2　がんのリスク

がんの罹患、死亡リスク

国立がん研究センターは、一生のうちにがんと診断される確率とがんで死ぬ確率を計算している。[6]

日本人が一生のうちにがんと診断されるリスク（２０１９年）

・男性：65・5％（3人に2人）
・女性：51・2％（2人に1人）

がんで死亡するリスク（2022年）

・男性：26・2％（4人に1人）
・女性：17・7％（6人に1人）

どんながんが多いのであろうか。

・男性：前立腺がん＞大腸がん＞胃がん＞肺がん＞肝がん
・女性：乳がん＞大腸がん＞肺がん＞胃がん＞子宮がん

治療成績のよい前立腺がん、乳がん、早期発見しやすい大腸がん、胃がん、子宮がんが上位のがんに名を連ねているのは、不幸中の幸いと言うべきかもしれない。

5年生存率

がんの治療成績は、診断から5年後の生存者で判断される。2009年から2011年にがんと診断された人を5年間にわたり追跡した「5年生存率」は、

・男性：62・0％（5人に3人）

・女性：66・9％（3人に2人）

である（この数字は、がん以外で死ぬ確率で補正した「相対死亡率」である）。がんになっても、およそ3分の2は助かっていることになる。[6]

3 がんの受け止め方は大きく変わった

このように、がんの3分の2は助かる病気になった。確かに、わが国の死亡原因の第1位はがんであるし、難治性のがんは少なからず存在するが、身の回りを見てもわかるように、がんから回復した人、闘病中でありながら普通に暮らしている人はたくさんいる。しかし、ひと昔前、1960年代までは、がん告知は死刑宣告と同じように受け取られていた。

1960年代のがん告知

元一橋大学学長の石弘光の前立腺がん闘病記には、1963年、彼の父親が前立腺がんと「告知」されたときの様子が書かれている。[7]

夕闇迫る頃、（……）母親が〔病院から〕帰ってきた。「お父さんは、癌だったの」というなり、玄関のたたきで泣き伏した。（……）

我が家はお通夜のような状況で、皆ただため息を漏らすのみであった。（……）

その夜、母親は一睡もせずに今後のことを考え、我が家の預金通帳を調べ対応を考えたようだ。

私がインターンとして現在の国立国際医療研究センター病院で臨床実習をしたのは、1960年であった。今思い出しても、その頃の医学は今とは比べものにならなかった。CTもエコーもなく、がんの発見は手遅れになり、手術も放射線治療も化学療法もまだ発展途上であった。人々は、がんの診断を死刑宣告のように受け止めていた。上記の文章は、その当時「がん告知」された家族にみられた悲痛な一場面である。

ひと昔前までは、医学部の教授ががんになると、本人に知らせないよう、カルテを見せろと言われても困らないよう、二重のカルテを作った。山崎豊子の小説『白い巨塔』[8]（1965年出版）の主人公、財前五郎は学内の権力闘争に勝ち、教授となったが、まもなく彼自身ががんになる。手術を受けるが、すでに肝臓に転移し胃の摘出はできなかった。胃潰瘍という説明を受けたが、財前は納得できず、自分のカルテを見るために、ナースステーションに入っていった。

「いや、私のカルテを出してくれ」

婦長は凍りつくように凝然とし、

「それは出来ません――」(……)

「さあ、カルテを出すのだ!」(……)

婦長は手を震わせながら、整理棚からカルテを取り、財前にさし出した。(……)

手術所見　胃角部の良性潰瘍、胃2/3切除(……)

組織診断　消化性潰瘍(穿通性)(……)

注射処方　(……)

制癌剤の薬品名は、どこにも記載されていなかった。(……)

財前は安堵した優しい言葉をかけ、婦長と看護婦に抱きかかえられて、病室へ戻ったが、ほんとうのカルテは、鵜飼医学部長室に保管されているのだった。

キューブラー=ロスの「死を受け入れるまでの5段階」

死に至る過程を研究したキューブラー=ロス(Kübler-Ross, E.:1926~2004)の『死ぬ瞬間』は、古典的な本として今でも引用されている。とはいえ、1969年に出版されたこの本は、がんは「死ぬ病」であるという立場から、死を受け入れる5段階を次のように書いている。

- **第1段階　否認と孤独**：がんと診断されたとき、患者は「そんなはずはない」と否定したくなる。そして、少し落ち着くと、どうしようもない孤独感がやってくる。
- **第2段階　怒り**：現実の前には、いつまでも否認することはできない。次に、「どうして自分なのか」という怒りがわいてくる。
- **第3段階　取り引き**：キューブラー＝ロスは「ほとんどの取り引きの相手は神である」と書いている。神の許しを得て心の安心を求めようとするのだろう。
- **第4段階　抑うつ**：体力がなくなり、痩せてくる。繰り返す痛み、自分が末期であることを認めなければならない。残された家族を考え、憂うつなことばかりだ。
- **第5段階　受容**：患者は、最後に死が近づくのを知り受け入れる。患者は疲れ切り、衰弱がひどくなり、次第に長い時間眠っていたいと思うようになる。

しかし、彼女の言う5段階は、あまりにも暗すぎるのではないだろうか。このような5段階が次々に現れたら、患者は最初から最後まで救いようのない苦しい時間しか残されていないと思い、絶望的な気持ちになるであろう。

現在のがんの受け止め方

現在であれば、ショックではあるががん診断を受け入れ、次のような4段階で対策をとり、最後には死を受け入れるであろう。

・第1段階：「ついに来たか」とショックを受けるであろう。ネットで情報を調べるのであれば、確かな情報、たとえば国立がん研究センターの「がん情報サービス」で調べる（くれぐれも怪しげな情報に惑わされないように）。

・第2段階：治療方針の説明を受け、納得した上で治療する。納得できないときは、セカンド・オピニオン（コラム4－1）を受ける。病状と治療を冷静に受け止めることが大事。

・第3段階：がんを抱えながらも小康状態の期間は、患者にとっても、家族にとっても大事な時間である。病気を意識しないで、普段通りの生活を送ってほしい。

・第4段階：最期のときが来ることを覚悟し、緩和療法の医師に、疼痛対策、鎮静対策をお願いする。延命措置は最小限にして、病院あるいは施設で安らかに最期を迎える。担当医師が緩和療法に理解がなければ、この段階でセカンド・オピニオンを受けることをすすめたい（自宅で最期を迎えるときの注意点、および延命措置については第9章、第10章で詳しく述べる）。

説明と同意（インフォームド・コンセント、Informed consent）

上に紹介した石弘光の父親、財前五郎の例、そしてキューブラー＝ロスの5段階はいずれも

1960年代に書かれたものである。今、あらためて読んでみると、現在のがんの受け止め方とくらべて大きな違いがあることがわかる。

その背景には、患者の同意を得て治療する「説明と同意」の考えの普及がある。

1990年代から唱えられはじめたこの考えは1997年の医療法改正により、第1条四の2に次のように記載されている。

医師、歯科医師、薬剤師、看護婦その他の医療の担い手は、医療を提供するに当たり、適切な説明を行い、医療を受ける者の理解を得るよう努めなければならない。

この考えにより、医師は患者に病気の情報を正確かつ正直に話すようになった。このころから、患者側のがんに対する考えも変わってきたのではなかろうか。

「説明と同意」には「不同意」も含まれているので、患者の自己決定権が認められていることになる。それだけに、医療側は治療法の選択肢とそのリスク、予後も含めて十分に理解してもらえるように説明しなければならないし、患者とその家族は、自らの責任で医療を選ぶことになる。患者にとっては、予後1年というような辛い情報が含まれていることもあろう。いまは、病名を隠すようなことはない。がんの診断を告げるのに、「告知」というような、ものものしい一方的な表現も使われなくなった。

なお、「説明と納得」は手術を受けるときだけではない。医療のあらゆる局面で必要になる指針である。インフォームド・コンセントにより、医療の透明性は、（まだ十分とは言えないが）飛躍的に高まったのは確かである。

［コラム4-1］　セカンド・オピニオン

セカンド・オピニオンは現在かかっている主治医（病院）以外の医師（病院）に、現在の医療についての意見（第2の意見）を求めることである。インフォームド・コンセントにより、医療の自己決定権が認められているが、提示された医療について正確な知識を持つことは、往々にして非常に困難である。そのようなとき、セカンド・オピニオンにより医療についての意見をもらうことは、納得のいく医療を受けるために、重要な手段となる。

次のような手順で進めるのが望ましい。

①その病気について勉強し、セカンド・オピニオンを求める問題点を明瞭にする（治療方針の妥当性など）。

②セカンド・オピニオンを求める医師（病院）を決める（専門病院、紹介された病院など）。

③現在の主治医からセカンド・オピニオン受診のための医療情報を含む紹介状を得る（主治医が紹介するのが原則）。

④セカンド・オピニオン受診先に予約の上、受診する（セカンド・オピニオン外来は求めに応じて開き、経験ある医師が対応する）。

⑤結果を主治医に報告し、その後の医療についてさらに相談する。

セカンド・オピニオンについての注意事項：

・セカンド・オピニオンは診察でないので、患者自身の参加は必須でない。

・医療情報なしではセカンド・オピニオンは受けられない。

・紹介状を書いてもらうのを遠慮する必要はない。

・セカンド・オピニオンは転院を目的としているのではない。

・理解力のある人の同席が望ましい。

・セカンド・オピニオンには健康保険は適応されない。

・医療に直接関係のない問題（主治医への不満など）は対象にならない。

・死亡した事例はセカンド・オピニオンの対象にならない。

証拠に基づく医療（Evidence-based medicine、ＥＢＭ。厳密な臨床研究による証拠に基づいている医療）かどうかが、判断の重要な根拠となる。

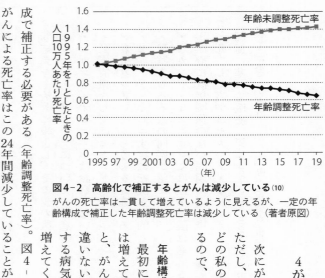

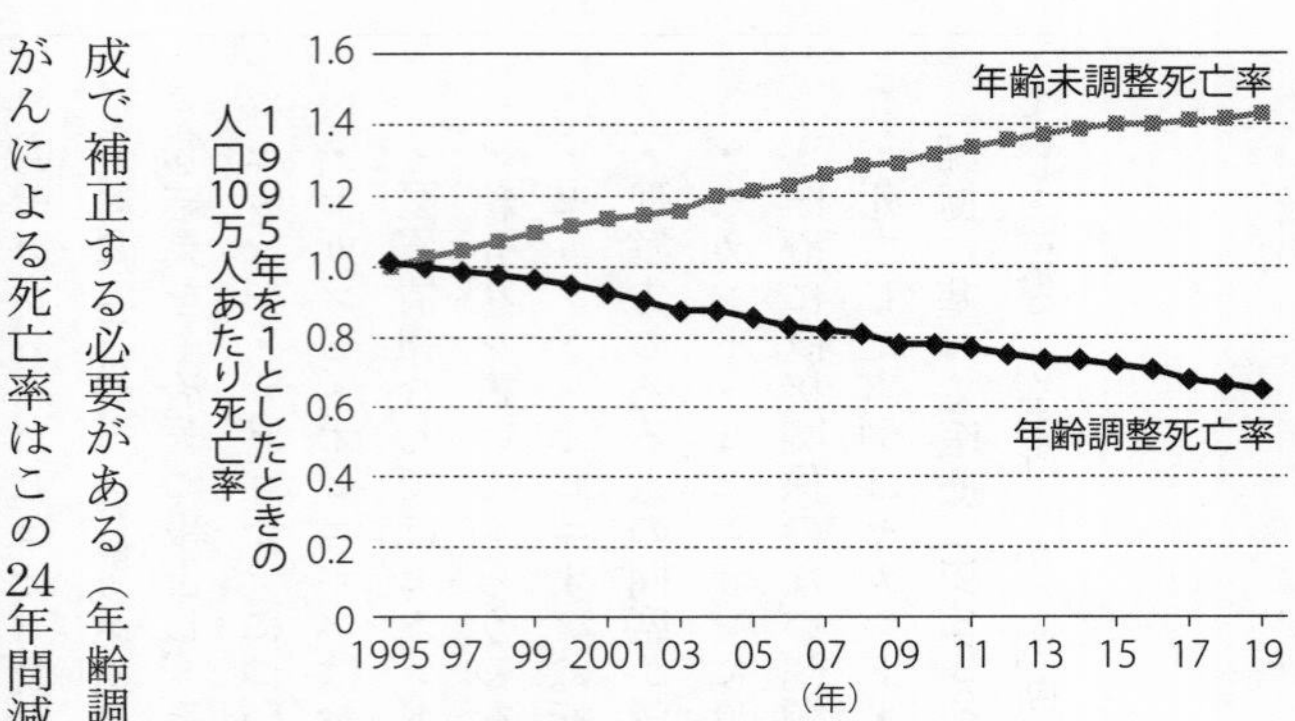

図4-2　高齢化で補正するとがんは減少している(10)

がんの死亡率は一貫して増えているように見えるが、一定の年齢構成で補正した年齢調整死亡率は減少している（著者原図）

4　がんを知る

次にがんについて最小限の知識をまとめておこう。ただし、発がん物質、がんウイルス、がん遺伝子など私の専門分野については詳しく書いた既著があるので、ここでは省略する。[4,5]

年齢構成で補正すると、がんは減少している

最初に誤解をひとつ解いておこう。意外にもがんは増えていないのである。第1章の図1－2を見ると、がん患者が恐ろしい勢いで増えていると思うに違いない。しかし、がんのように年齢とともに増加する病気は、高齢者が多くなる分、がんに罹る人も増えてくることになる。そこで、ある一定の年齢構成で補正する必要がある（年齢調整死亡率）。図4－2に見るように、年齢構成で補正すると、がんによる死亡率はこの24年間減少していることがわかる。つまり、がんが増えているように

見えるのは高齢化の反映であった。しかし、すべてのがんが同じように減少しているわけではない。胃がんと子宮がんが減りつつあるのに対して、他の多くのがんは横ばいである。その結果、がん全体としては減少傾向になる（なお、認知症は年齢で補正しても増えている。図7－2）。

人間は考える「ちくわ」である

17世紀のフランスの哲学者、パスカル（Blaise Pascal：1623～62）は、「人間は考える葦である」と言った。しかし、がん哲学者の私に思い浮かぶ、より適切な表現は「人間は考える「ちくわ」である」だ（図4－3）。なぜなら、身体の真ん中には、「ちくわ」と同じように、消化管という管が口から肛門まで通っているからである。そして、大事なことは、がんは身体と管の表面を覆っている上皮にできるのだ。上皮にできるがんを「がん腫（Carcinoma）」といい、全体のがんのおよそ90%を占めている。残りの10%は、骨にできるような「肉腫」あるいは血液細胞の「白血病」である。管の表面を覆う上皮は外部環境とつながっている。なかでも、消化管にできるがんが全体

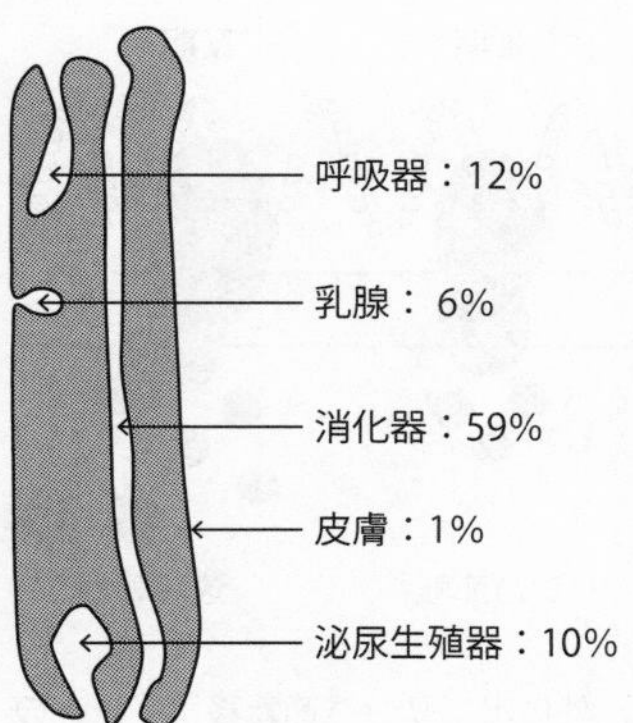

図4－3　人間は考える「ちくわ」である

がんのおよそ90%は身体の表面と管の表面を覆う上皮にできる。数字は罹患率（著者原図）

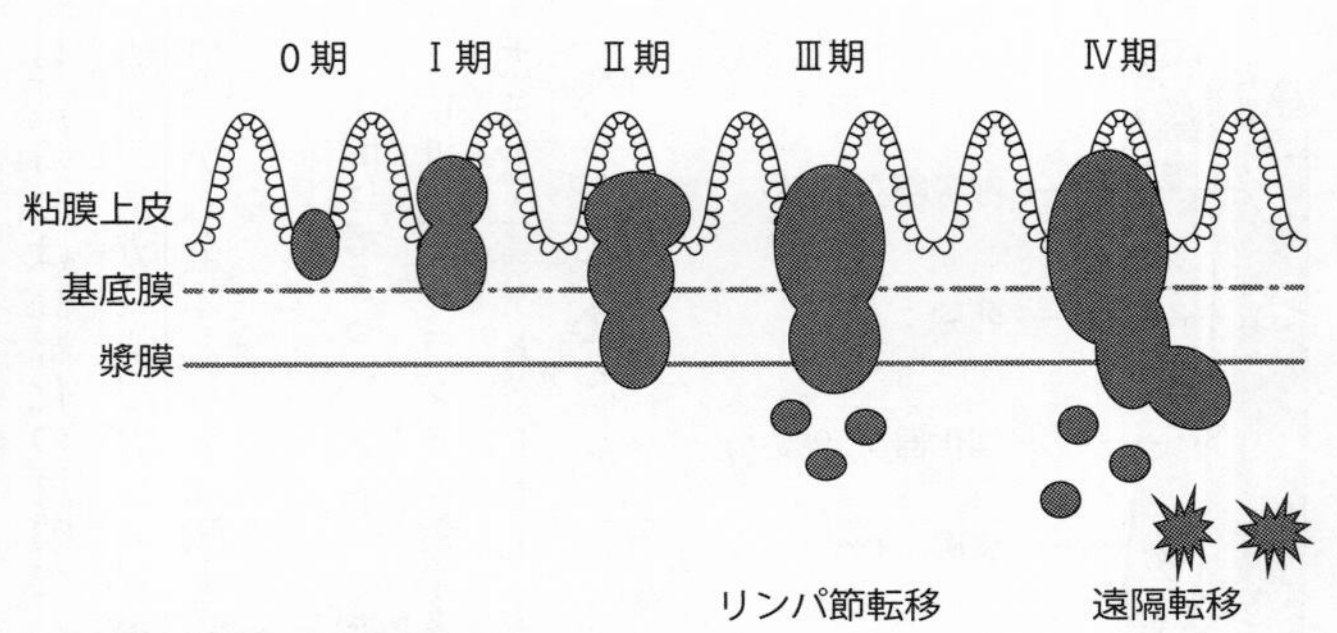

図4-4　がんの進行の概念図

粘膜上皮内にできたがんが大きくなり、外に出てリンパ節転移（グレーの丸）、遠隔の臓器に転移（不整形のマーク）するステージによって、0、Ⅰ、Ⅱ、Ⅲ、Ⅳ期に分ける。がんによってさらに細かく分類されている（たとえば、Ⅱa、Ⅲb）（著者原図）

のおよそ60%を占めている。このことは、いかに食事が大事かということを物語っている。

がんの進行ステージ

がん腫の進行は上皮からの浸潤の程度でステージを分ける。上皮はいくつかの層に分かれている。管の最表面に上皮細胞層、その下に基底膜があり、筋肉（平滑筋）の薄い層がある。さらに一番外側には漿膜（しょうまく）というソーセージの皮のような薄い膜がある（図4-4）。

がんのステージは、ローマ数字で0期からⅣ期までである。その分類は、臓器ごとに腫瘍の大きさ（T）、リンパ節転移の有無（N）、遠隔臓器への転移（M）の組み合わせで決まっているが、基本的には、図4-4に示すように、粘膜上皮のすぐ下の基底膜から顔を出しているか（Ⅰ期）、漿膜を破っているか（Ⅱ期）、リンパ節転移があるか（Ⅲ期）、遠隔臓器に飛び火しているか（Ⅳ期）によって分けている。

がんの中には、予後の良いがんもあれば、悪いがんもある。ステージ別の典型的ながんの５年生存率の推移を図４－５に示した。いずれのがんも、ステージの進行にしたがって生存率が落ちてくる。なお、以下に示すＡＢＣＤの分類は、説明をわかりやすくするために、本書のために著者が類型化したものである。

・Ａ．**前立腺がん型**：Ⅰ期からⅢ期までは80％以上の生存率であるが、Ⅳ期には50％まで落ちる。がんのなかでは、最も良好な治療成績である。

・Ｂ．**大腸がん型**：Ⅰ期からⅢ期まで80％から60％台まで緩やかに生存率が落ちるが、Ⅳ期になると20％まで低下する。このタイプのがんとしては、子宮がん（頸部、体部）がある。乳がんもⅢ期までは同じ傾向をたどるが、Ⅳ期は40％近くである。

・Ｃ．**胃がん型**：Ⅰ期からⅢ期まで80％から40％台まで下がるが、Ⅳ期はさらに10％以下になる。このタイプのがんが最も多く、肝臓がんが同じ傾向を示す。

・Ｄ．**膵臓がん型**：Ⅰ期でも40％、Ⅳ期になると１・５％にまで低下する。最も厳しいがんである。食道がん、肺がんは、Ⅳ期が５～10％の生存率と膵臓がんほどではないが、厳しいことに変わりがない。胆管がんと胆のうがんは、膵臓がんと同じくらい悪いと言われているが、Ⅰ期、Ⅱ期で手術可能であれば、治療成績は80％以上である。

図4－5に見るように、どんながんでも、ステージが進行すると治療成績が悪くなる。内視鏡手術によって、早期の胃がんが治った人は多いため、ともすると胃がんを軽く考えている人がいるかもしれないが、進行すると、5年生存率は8％まで低下するのだ。

白血病など、血液のがんは、どこかの組織に局在しないので、急性、慢性などの臨床経過、細胞の種類などによって分類する。

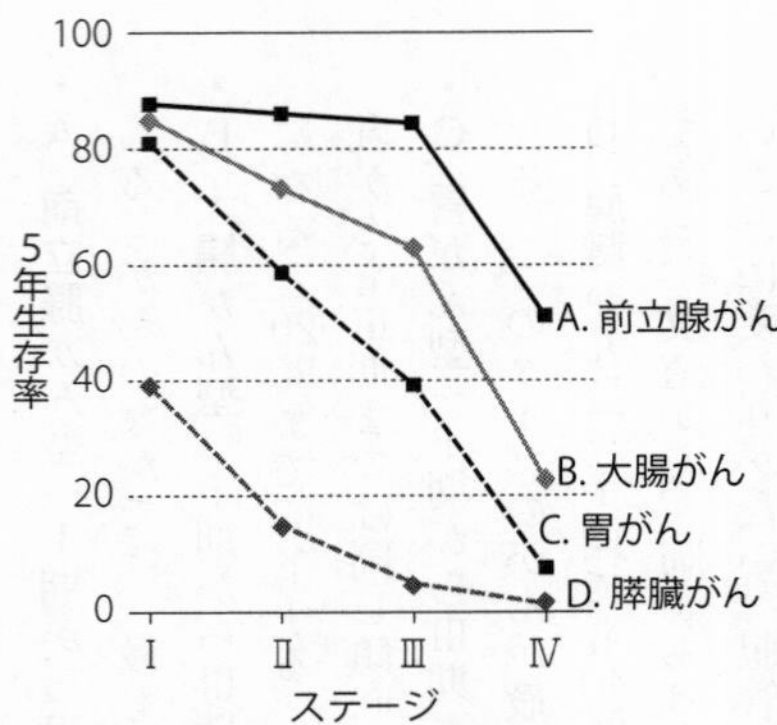

図4－5　ステージの進行と生存率

がんのステージに応じて、5年生存率は低下するが、そのパターンは、大きく前立腺がん型（A）、大腸がん型（B）、胃がん型（C）、膵臓がん型（D）に類型化できる。データは2009までに診断された、がんの追跡調査に基づく(11)（著者原図）

がんはゆっくりと進行する

今まで余り言われてこなかったが、がんは恐ろしいだけではない。がんには意外なメリットがある。それは、がんはかなりゆっくりと進行することだ。多くのがんでは、年の単位で進行する。私の妹（症例4－6）の場合は、進行したⅣ期の大腸がんで発見されたにもかかわらず、化学療法などにより４年もの間家で過ごすことができた。薬の副作用で苦しんだときがあったにしても、その間、旅行もできたし、孫の成長を見ることもできた。それは貴重な時間であった。

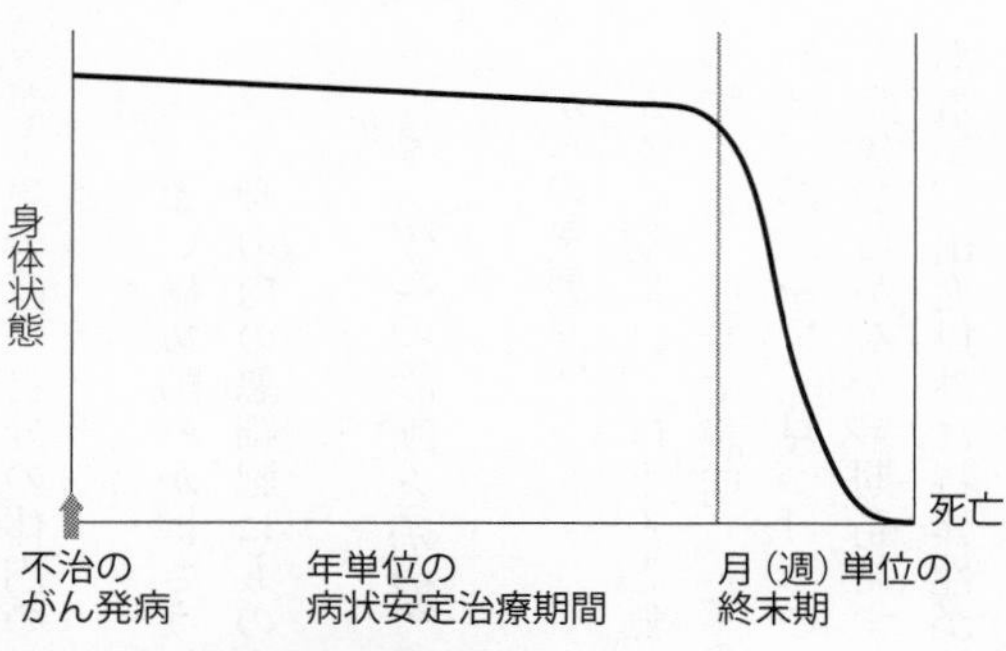

図4-6　がんの進行の模式図(12)

多くのがんは、治療を受けながらも年の単位で日常生活が可能なレベルであるが、最後は月の単位で急速に状態が悪くなり、終末期を迎える

エディンバラ大学のマーレイ（Scott A. Murray）は、がんの進行を図４‐６のように模式化して示した。[12] 大部分のがん患者は、がんを患っていても、年の単位で日常生活が可能である。しかし、最後の段階に来ると、月の単位で急速に容態が悪化し、緩和医療の対象となり、死に至る。この点、循環器疾患や老衰、認知症とは異なっている（第5章および第12章を参照）。

作家の五木寛之が２０２３年新年号の『文藝春秋』誌に書いているように（第12章）、がん患者が残された余命のなかで最後の海外旅行に行くなど、日本人の死生観が大きく変わってきた。[13] がんとがんによる死を冷静かつ自然に受け入れる時代になってきたと思う。これは素晴らしいことだ。

がん患者は、自分の体内のがん細胞を嫌でも意識することになる。ときどき声をかけてみる。

おい癌め酌みかはさうぜ秋の酒[1]　江國滋

身の内の悪細胞にもの申す　いつまで御一緒をするのでしょうか[14]　齋藤史

5　がんの診断と治療

がんの早期診断

がんの初期は、ほとんど無症状である。高血圧や糖尿病と同じように、がんは静かに忍び寄ってくる。前章で説明したように、がんの死亡率は年齢の5乗で増え続ける（第3章）。とすれば、がんを早く見つけるのには、健康と思っていても毎年、検査を受けることが大事である。症状からがんを早期発見するのは正直難しい。がんに共通した自覚症状としては次の3つがあるが、出血以外は特異性が低く、必ずしも当てにはならない。

・**出血**：上皮組織には、血管が入っていない。もし、出血があれば、がんが上皮組織を破壊して、出血していることを疑う。吐血、血便、下血、血痰、血尿、性交時出血などがあれば、がんを疑う。白血病の場合は、特定の臓器ではなく、皮下出血、歯茎出血などで気がつくこともある。

・**しこり**：がんがある程度の大きさになれば、塊として認識される。表面に近い乳がん、リンパ腺腫、リンパ腺転移などはしこりによって発見しやすい。

・**違和感**：消化器であれば、食欲不振、消化不良、飲み込み障害、排泄異常などの消化器の一般的症状がある。しかし、がんに特有の症状でないため、見逃されやすい。

早期のがんを発見するためには、自己診断に頼っていては手遅れになる。症状があるかどうか、今元気かどうかと関係なく、年に1回定期的に病院で検査を受けるべきである。がんの症状が出る前に早期発見できる検査法を以下に示す。

・胃がん、食道がん：胃カメラ
・大腸がん：大腸ファイバースコープ
・肝がん、膵臓がん、腎臓がん：腹部エコー検査
・肺がん：レントゲン検査、ＣＴ検査
・前立腺がん：ＰＳＡ検査
・子宮がん：細胞診
・乳がん：マンモグラフィー

・白血病：血液標本検査

内視鏡は日本が開発した

身体の中を目で見て診断し、治療できる内視鏡は、非常に広い範囲の医療で使われている。その先鞭をつけたのは胃カメラである。1950年、東大医学部消化器外科の宇治達郎（たつお）とオリンパス光学の杉浦睦夫（むつお）、深海（ふかうみ）正治のグループは、直径12・5㎜、内径8㎜のゴム管の中に入る超小型カメラを開発し、胃潰瘍の写真を撮ることに成功した。先駆的な技術を開発した苦労は吉村昭の『光る壁画』に詳しい。[16] 戦後5年しかたっていない時代、日本からこのような技術が生まれたことに感激する。内視鏡、ファイバースコープではなく、今でも「胃カメラ」と呼んでいるのは、この開発歴史を記憶するためであろう。

がんの治療

がん治療の基本は、機械的（手術）、物理的（放射線）あるいは化学的（制がん剤）手段により、がん組織を除くことである。有吉佐和子は、世界で最初に全身麻酔の下にがんの摘出手術を行った華岡青洲（はなおかせいしゅう）を主人公に小説を書いた。[17] 1804年秋、欧米に先んずること40年、彼は自ら調合した麻酔薬を用い、143人の乳がん患者を手術した。患者の術後平均生存期間は3年7カ月だったという。[18] これは当時としては驚くべき成績である。

華岡青洲から200年余たっても、乳房摘出による女性への心理的負担が大きいのは変わりない。

もゆる限りはひとに与へし乳房なれ癌の組成を何時よりと知らず[19]　中城ふみ子
失ひしわれの乳房に似し丘あり冬は枯れたる花が飾らむ[20]　同

中城ふみ子は1954年、『乳房喪失』の50首詠で彗星のごとく歌壇に登壇し、その4ヵ月後に31歳の若さで亡くなった。「もゆる限りは人に与へし」という大胆な表現から生きる喜びが、「冬は枯れたる花」からは死の覚悟が伝わってくる。

新しいがん治療

がん治療はこの20～30年で急速に進歩した。その背景には、広い範囲にわたるがん研究の進歩がある。

・がん細胞増殖のメカニズムが明らかになり、標的を絞った薬が開発された（分子標的治療薬）。たとえば、乳がんの治療には、手術に加えて、ホルモン療法とがん遺伝子を標的とした治療が加わった。

・オプジーボ（症例4－3）は、免疫の作用システムの解析から生まれた全く新しい薬である。

・ゲノム解析に基づいて、その人に合った治療が可能になった（がんの個別化治療）。たとえばゲノム検査により特定の遺伝子（がん遺伝子など）に変異が見つかれば、その結果生じる異常なタンパク（酵素）を標的とする薬を投与し、治療する。

・抗がん剤による骨髄障害を抑えるための薬など、周辺治療が発達した。

・放射線治療では、がん組織にピンポイントで放射線を集中させる機器や、よりエネルギーの高い粒子線治療などが開発されている。

・腹腔鏡手術、内視鏡手術、手術支援ロボットの開発など、外科的治療技術が進歩した。

鎮痛剤、鎮静剤の使用

がんには年の単位で普通に生活を送る時間が残されているとしても、完治していなければ、最期にはつらい日が来ることであろう。しかし、そのときでも、現在は鎮痛剤、鎮静剤を上手に使うことによって苦しみを最小限に抑えることができる。緩和治療については第10章でまとめて紹介することにする。

6　高齢者のがん

高齢者のがんは若い人よりも、進行が遅い傾向はあるが、高齢だからと安心できるほど遅いわけではない。また、もう歳だからがんになることもないだろうと都合よく考え、がん検診をやめてしまう人も少なくない。しかし、がん細胞は高齢者を敬うほど礼儀正しくないのだ。

高齢になると臓器の機能が低下し、合併症を生じやすく、副作用も長引くことが多い。認知症であれば、病状と治療方針を正しく受け入れるのも困難となる。そのため、高齢者に対しては、患者の全身状態と余命を考慮し、リスクとベネフィットを考えて治療することになる。[21,22] たとえば、80歳の男性の場合、元気であれば余命は12・5年、中央値8・4年、健康状態がよくなければ4・5年である。それぞれの患者の余命を考慮した上で、

- 治療すると、余命を超えて生きられるか。
- 治療しないと、余命を全うする前に、がんによる症状や合併症が出るか。
- 治療に耐えるだけの体力、理解力が残っているか。
- 認知症かどうか。

などの観点から、がん治療を考えることになる。

高齢者のがん治療に関しては、静岡がんセンターのホームページに詳しい説明があるので参考にしてほしい。[22]

第5章　突然死が恐ろしい循環器疾患

死に近き母に添寝のしんしんと遠田のかはづ天に聞こゆる[1]　斎藤茂吉

我が母よ死にたまひゆく我が母よ我(わ)を生まし乳足(ちた)らひし母よ[1]　同

大正2年（1913年）5月16日、脳卒中により母危篤の報を受け、斎藤茂吉は青山脳病院から郷里の山形県金瓶(かなかめ)村（現上山(かみのやま)市）に向かった。連作「死にたまふ母」から。

1　症例

症例5－1・塩分のとり過ぎによる脳出血

両手を叩いて大笑いするだけのお笑い芸人が多い中で、宮川大助・花子の夫婦(めおと)漫才は、意表を突く言葉で勝負する古典的な漫才の面白さがあった。実は、このふたりは大変な病気に次々に見舞われている。花子は1988年、34歳で胃がんを手術、2019年には65歳で多発性骨髄腫と診断された。

ネット情報によると、大助は2007年2月、57歳のとき、脳出血で倒れた。テレビ番組のリハーサルでダンスを踊っているとき、急に頭の中でパチ！　という音がした。そのあと、頭の右の方から、ミンミンゼミが何千匹と大合唱して鳴いているようなものすごい音がしたという。花子から、このまま休んでいるか、それとも病院に行くかと聞かれた大助は、病院に行くと即答した。正しい判断であった。

幸いなことに、脳神経外科医が救急室の当番であった。血圧は200mmHg（以下血圧の単位であるmmHg省略）以上、医師から「今晩がヤマです」と言われたという。早期に適切な治療が行われたことにより、一命を取りとめ、深刻な後遺症も残らなかった。

宮川大助の脳出血の最大の原因は、高血圧。その原因は、明らかに塩分のとり過ぎであった。鮭は塩鮭しか食べない。明太子にも醤油をかけるし、ミカン、柿、梨、イチゴにまで醤油をかけて、漬物代わりに食べていたという。一体どのくらいの塩分をとっていたのであろうか。発病前の食事を再現して塩分量を測定してほしい。

次の2例は、病院嫌い、薬嫌いのために倒れた人である。症例5－2は、『日経ビジネス』の記事から、症例5－3は、私の親友、永沢まこと（症例8－4）の妻で作家のMさんである。ふたりともかなり血圧が高いにもかかわらず、降圧剤を拒否し倒れた。

症例５－２・医者嫌い、薬嫌い

Ｆさんは、若いときからバリバリ働き、業績を上げてきた。その甲斐があって、大型店の支店長に抜擢された。そのお祝いの会場で、乾杯のときに突然倒れた。検査の結果は、脳梗塞であった。実は、Ｆさんは30代のころから高血圧で、40歳代になると１７０／１００を超えていた。しかし、Ｆさんは大の病院嫌いで薬嫌い。「血圧の薬を飲み始めると一生飲まなければならなくなる。薬には副作用もあるし怖い。このくらいの血圧なら、ダイエットと運動で下げられる」と言って、医者の言うことを聞かなかった。その結果が広範囲の脳梗塞であった。Ｆさんは2週間生死の境をさまよった後、一命は取りとめたが、麻痺により右半身の腕も足も全く動かなくなった。加えて、言語中枢もやられて、話せなくなり、相手の言葉も理解できなくなった。休職期間を満了した後、退社した。

症例５－３・降圧剤を拒否して脳出血

作家のＭさんも１８０の高血圧であったにもかかわらず、降圧剤を拒否していた。薬を飲まないと危ないよと私は何度も注意したのだが、高血圧の薬を飲むと執筆できなくなるという話を作家仲間から聞いたと言って、治療を受けようとしなかった。彼女は講演中に脳出血で倒れ、長い闘病生活の後、亡くなった。

症例5－4・マイ・ハート、狭心症[3]

次の例は、私の狭心症である。１９９８年、62歳のとき、私は次期日本癌学会会長として、忙しい日々を送っていた。ある朝、東急目黒線の洗足駅から当時勤務していた昭和大学まで歩いているときに、胸骨のあたりを後ろから押されているような不快感があった。教授室に着き、水を一杯飲むと治まった。数日後、家から駅まで歩いている途中でまた胸に不快感があった。立ち止まるとすぐに治ったが、今度は狭心症を疑った。中年の男性が、朝の出勤途中に胸が痛くなるというのは狭心症の典型だ。食事の後、血液が胃に集まり、心臓へはおろそかになるためである。

すぐに循環器内科で検査を受けた。運動負荷をかけると典型的な狭心症の心電図であった。さらに心臓の血流を調べたところ、心臓の先の方に血流が不足していることがわかった。間違いなく狭心症であった。

２週間後に、私はタイの王様の72歳を祝う国際シンポジウムに招待されていた。この状態でタイに行くわけにはいかない。私は座長に国際電話で断りを入れ、妻と２人分のタイ国際航空ビジネスクラスの招待チケットもキャンセルした。そのとき、妻が晩餐会用のドレスを買いにデパートに行くと言っていたのを思い出した。急いで電話したところ、幸いにもまだ買いに行っていなかった。タイ王室で盛大な晩餐会が開かれているころ、私は目黒駅前のタイ宮廷料理レストランで家族と食事をした。

次の週、私は昭和大学循環器内科に入院した。心臓カテーテルによって、詰まっている冠動脈にステントという金属メッシュの筒を入れて、95％狭窄している部分の通路を確保した。詰まっていたのは危険性の高い柔らかい血栓であった。柔らかい血栓の方が剝がれると、その先で詰まり、心筋梗塞になるリスクが高い（「不安定狭心症」）。正直、危ないところであった。以来、25年のあいだ1回も再発していない。ステントの効果はすごいものである。

次の2例は、元映画俳優と映画の主人公の突然死である。

症例5－5・運転中の突然死

ハリウッド女優からモナコ公妃になったグレース・ケリーは、リゾート地のモナコで幸福な人生を送っていた。彼女は、人目を避け、静かな時間を過ごすために、モナコの背後にそびえる丘陵地に広大な別荘を持っていた。1982年9月、別荘から車で王宮に戻る途中、下り坂のヘアピンカーブで脳梗塞を起こし、車は崖下に転落した。同乗していたステファニー公女（当時17歳）は一命を取りとめたが、公妃は翌日に52歳で亡くなった。

症例5－6・講義中の突然死

『HACHI～約束のイヌ』（2009）でリチャード・ギア演じる主人公は、大学で授業中に突然倒れ、帰らぬ人になった。しかし、忠犬Hachiは、主人が亡くなっても、彼が帰る時間になると、駅前に座って待っていた。この映画の舞台となったボストン郊外のウーンソケット（Woonsocket）駅前には、渋谷駅と同じようにHachiの銅像が建っている。

2 循環器病を知る

２０２１年の循環器病による死亡者は、35万７６００人、死亡全体の４分の１を占めている。循環器病は大きく、心臓、脳血管、大動脈の疾患に分けることができる。

- 心疾患：60・９％（死亡原因２位）
- 脳血管疾患：29・３％（死亡原因４位）
- 大動脈疾患：５・４％

いずれも生命に直接関わる部位であり、致死率も高く、その上突然発症し、突然死も多い恐ろしい病気である。健康を維持するためには、第一に循環器の病気で死なないようにすることが大切である。最初に、似たような名前の病気、心房細動／心室細動、狭心症／心筋梗塞、脳梗塞／脳出血／くも膜下出血などの違いを知ることから始めよう。

（1）不整脈：期外収縮、心房細動、心室細動

リズムを刻む電気的シグナルによって、心臓は正確に脈をうつ。シグナルの重要な中継点である田原結節（房室結節）は、ドイツ留学中の田原淳（１８７３～１９５２）によって発見された。

期外収縮

不整脈は心臓の刺激伝達系の狂いによって生じる。たくさんの不整脈があるが、ほとんどすべての人が経験しているのは期外収縮であろう。規則的に電気を送っていた正規の「シグナル送信センター」とは別のところからシグナルが送られるため、脈が飛んだような感じになる。ほとんどの場合、治療するほどのことはない。私は岐阜大学の学長のとき、ストレスから期外収縮が頻発し、さすがに気になったので、心電図を24時間つけてモニターしたことがあった。１分間にひとつのペースで期外収縮が出ていたが、特段の治療をせずに治った。

心房細動

心房細動は、心房が不規則に細かく動く状態を指す。心房細動を起こすと、脈の間隔は不規則になり、強弱が乱れたりするため、本人は動悸、息苦しさを感じる。心房細動になると血液

の流れがよどみ、心房内に血の塊ができる。それが脳に流れて、血管を詰まらせ、「心原性脳梗塞」を起こす。血栓による脳梗塞は、脳梗塞のなかでも最も重症なので、甘く見てはいけない。心房細動は、加齢とともに増加し、70歳代では男性の3・4%、女性の1・1%にみられる。

心房細動には発作的に起こる「発作性心房細動」と、心房細動の状態が長く続く「持続性（慢性）心房細動」がある。薬による治療、電気ショックのほか、異常シグナルの伝わる経路を焼灼（しょうしゃく）（アブレーション）する治療法がある。

心室細動

不整脈のうちで、最も危険なのは心室細動である。心室が空回りし、ポンプとしての役割を果たせなくなり、突然死となる。心室細動は、心筋梗塞のときに起こることが多いが、野球などで胸に強くボールをあてたときや、雷にあたったときにも起こる。心室細動になると、脳に血液が行かないので意識を失う。この状態が数分続くと死に至る。倒れた人を見たら、ＡＥＤ（自動体外式除細動装置）を使う。器械には心電図が組み込まれていて、自動で診断してくれるので、その指示にしたがって操作する。その場に居あわせたら、躊躇なく使おう。

（2）虚血性心疾患：狭心症と心筋梗塞

	狭心症	心筋梗塞
冠動脈	狭窄	閉塞
胸痛の特徴	胸を締め付けられるような重苦しさ。圧迫感のある疼痛	締め付けられるような激しい痛み
発作の持続時間	1～5分程度、長くとも15分で収まる	15分以上続く
ニトログリセリンの効果	多くの場合、非常に効果がある	効果がない

表5－1　狭心症と心筋梗塞の比較

虚血性心疾患とは、心臓に血液を送れなくなること（虚血）により起こる心臓病のことである。その原因としては、冠動脈の狭窄（狭心症）や閉塞（心筋梗塞）がある。表5－1と図5－1に狭心症と心筋梗塞の違いをまとめた。

狭心症

狭心症は、冠動脈が狭くなり、一時的に心臓に十分な酸素を送れなくなって起こる病気である。発作が続く時間は15分以内。ニトログリセリン（舌下錠）の服用によってよくなれば狭心症、3錠使っても発作が治まらなければ心筋梗塞の可能性があるので、すぐに救急車を呼ぶ。

狭心症にはいくつかのタイプがある（図5－1）。

・**労作性狭心症**（ろうさ）：一般にいう狭心症。坂道や階段を上っているときなど、心臓に負担がかかると、心臓に行く血流が少なくなり、発作を起こす。

・**れん（攣）縮性狭心症**：夜寝ているとき、あるいは昼の安静時でも、冠動脈が痙攣し、心臓に行く血流が少なくなって発作を起こす。

・**不安定狭心症**：冠動脈の狭窄部位にプラプラしている不安定なプラーク（粥腫（じゅくしゅ））があり、それが冠動脈の先に流れると、心筋梗塞になる恐れがある。私の場合（症例5－4）は、できたばかりの柔らかい安定していない血栓（不安定型）だったので危ないところだった。

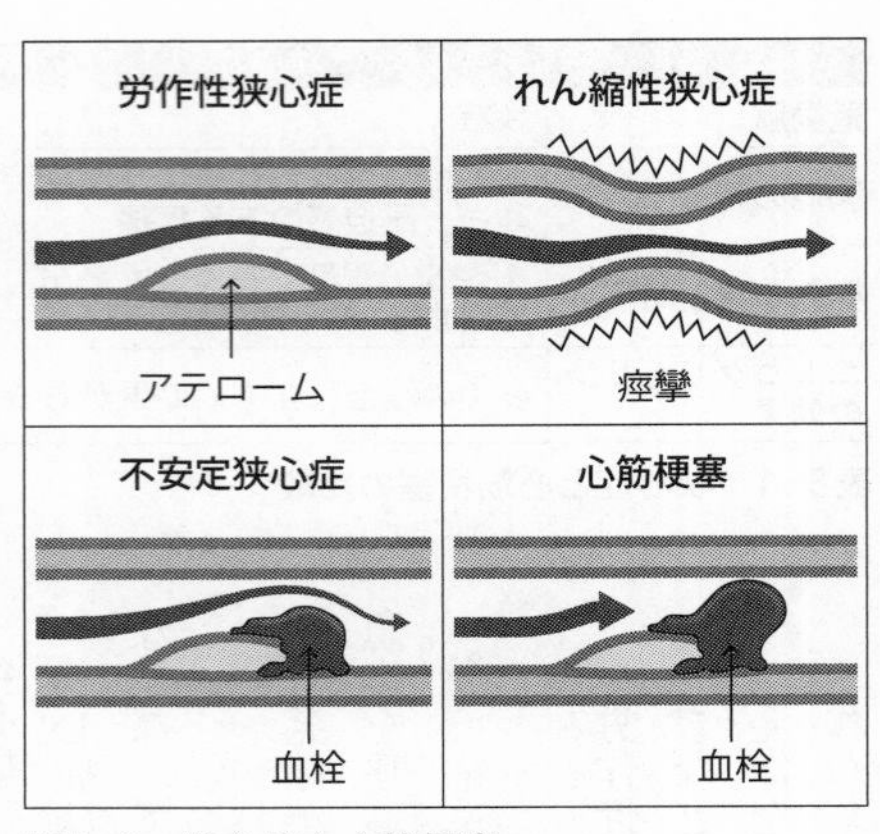

図5－1　狭心症と心筋梗塞

心臓は３本の冠動脈によって維持されている。冠動脈に狭窄があれば狭心症、閉塞により血流が途絶えれば心筋梗塞になる。慶應義塾大学病院資料から(4)

恐ろしい心筋梗塞

心筋梗塞は、虚血性心疾患の中でも最も危険な病気である。冠動脈が完全に詰まり、そこから先の心臓の筋肉に血流が途絶えると、その部分の心臓は働かなくなる。心筋梗塞の症状は激しい。胸が締め付けられるような痛み、呼吸困難、冷や汗、嘔吐などがある。痛みは、左肩や、奥歯に放散することがある。心筋梗塞の結果、不整脈が起こることが少なくない。もし、心室細動が起これば致死的である。

厚労省の研究班は、全国６８９病院の全心筋梗塞患者を登録し、分析を行った。[5] その結果、わかったことは、次のような恐ろしい数字である。

・院外死（病院に行く前に死ぬ人）：52％（外傷を除けば、院外死の80％は循環器病、うち心筋梗塞が34％、大動脈瘤12％、くも膜下出血14％）
・胸痛から心停止まで：86％が１時間以内。うち瞬間死25％
・救急車で病院に運ばれれば、死亡は10％
・急性期を乗り越えても生活習慣を改めなければ、数年以内に15％が死亡
・ＡＥＤを使用すれば１カ月以内の生存率32・１％、使わないと８・３％[5]

病院に行く前に半分の人が死ぬ。瞬間死が25％もある。救急車で病院に運ばれても10％は間に合わない。生き延びたとしても、数年以内に15％が死ぬ。心筋梗塞は、世にも恐ろしい病気なのだ。

それにもかかわらず、第12章で紹介するように、３分の２の人が心筋梗塞でピンピンコロリと死にたいなどと回答しているのは、そのような事実を知らないからであろう。

狭心症、心筋梗塞の危険因子は、高血圧、高脂血症、糖尿病、喫煙などの生活習慣である。さらに性格も関係する。競争心が強く、いつも切迫感を持って仕事をしており、攻撃的な性格

の人は心疾患になりやすい。予防には、このようなリスク要因を減らすよう心がけることだが、性格まで直すのは容易でない。

(3) 脳卒中

脳梗塞と脳出血

「脳卒中」は、「卒然として邪風に中る」という意味である。英語(Stroke)も「撃たれる」という意味である。一撃で倒される、脳卒中の恐ろしさは、すでに名前の中に隠されている。脳卒中には、大きく「脳梗塞」と「脳出血」がある。

脳卒中が大変なのは、発作のあとに障害が残ることである。障害の程度、内容は、脳卒中によってダメージを受けた脳の場所と程度によって異なる。ほとんど回復する人もいれば、重い障害を抱えたまま人生を終わる人もいる。障害を克服するには、根気よくリハビリテーションを受ける必要がある。

脳梗塞

脳梗塞は、脳の血管が詰まる病気である。その原因としては、動脈硬化と血栓がある。心房細動などにより心臓にできた血栓が脳の血管で詰まる「心原性脳梗塞」は、梗塞の範囲が広く、重症である。「一過性脳虚血発作（TIA：Transient ischemic attack）」は、脳梗塞と同じ症状であるが、数分から十数分程度、長くても24時間以内に回復する。しかし、脳梗塞の前触れ発作であることが多いので、収まったからと言って安心はできない。原因としては、頸動脈のアテローム（コレステロールの塊）によることが多い。

脳出血

脳出血には、大きく脳の内部の出血（脳内出血）と脳の外側の出血がある。1960年以前には、日本では「脳内出血」が脳卒中の大半を占めていた。しかし、降圧剤の開発と普及により、脳出血は減少に転じ、「脳梗塞」が大半を占めるようになった。現在、脳内出血は、脳卒中の約20％である。脳出血の最大のリスク要因は高血圧である。

脳の表面は軟膜、くも膜、硬膜の三層の膜、さらに堅い頭蓋骨によって守られている。ここまで完璧に守られている臓器は他にない。「くも膜下出血」は、脳動脈にできた動脈瘤の破裂による。突然の激しい頭痛、意識障害などの症状を伴い、半数は即死あるいは昏睡状態になる。最善の治療が行われたとしても、社会復帰できる率は25％にすぎない、恐ろしい病気である。

「硬膜下出血」には急性と慢性がある。急性は外傷によることが多く、致死率も高い。「慢性硬膜下血腫」は少量の出血が続き、血腫となって脳を圧迫することによる。頭を打ったのを忘れたころに、脳の圧迫による多彩な症状を伴って現れる。

3　循環器疾患は突然死が多い

突然死

循環器の病気が恐ろしいのは、突然死のリスクが高いためである。考えてみよう。あなたが今晩風呂に入っているときに突然死ぬかもしれないのだ。家族は驚き、悲嘆に暮れるであろう。死ぬための心構えも何もできていないあなた自身にとっても、これほど無念なことはない。突然死のリスクがある循環器病、脳疾患を以下、**太字体**で示す。

- 心臓の病気：弁膜症／**不整脈**／先天性心疾患／**心不全**
- 虚血性心疾患：狭心症／**心筋梗塞**
- 肺の病気：**肺塞栓**／肺高血圧症
- 動脈の病気：**大動脈解離**／**大動脈瘤**／末梢動脈疾患
- 脳の病気：**脳梗塞**／**脳出血**／**くも膜下出血**／**急性硬膜下出血**／硬膜下血腫

（WHOの定義では、突然死は発症から24時間以内の死亡をいう）

人々は苦しむことなく「コロリ」と死にたいなどと口にするが、別れの言葉を言う時間もなく亡くなった人はどんなに心残りであろうか。遺された人も、なかなか立ち直れない。

救急車を呼ぶ

循環器の病気は、時間との勝負である。心筋梗塞も、脳卒中も、迷わずに救急車を呼ばねばならない。脳のときは、"Time is brain"といわれるように一刻も争う状況なのだ（ちなみに、心臓の場合は"Time is muscle"という）。幸いなことに、他の国と違って、日本は救急車が無料である。突然次のような症状が現れたときは、危機が迫っているので、躊躇しないで救急車を呼ぶべきである。

●**胸痛**（狭心症、心筋梗塞の疑い）

・突然、激しい胸痛がある。

・肩あるいは歯に放散するような痛み。

・ニトログリセリン舌下錠を3回使っても胸痛が収まらない。

●**背中の痛み**（大動脈解離、大動脈瘤破裂の疑い）

●**脈の異常**（不整脈の疑い）

・不安感を感ずるような脈の乱れ

・平静にしていても、脈拍が50以下、あるいは120以上

●激しい頭痛（くも膜下出血の疑い）

●神経異常（脳梗塞、脳出血の疑い）

・意識がなくなる。

・身体の片側に脱力、しびれが出現する。

・目が見えなくなる、ぼけて見える、視野がかける。

・言葉が話せなくなる、会話が理解できなくなる。

・めまい、ふらつき、転倒。

循環器病の多くはカテーテルで治せる

循環器病の治療は驚くほど進歩している。血管の狭くなったところには、ステントという筒状のステンレスのメッシュの筒を狭窄部に入れる。ステントには再狭窄しないように薬剤が仕掛けてある。私の狭心症（症例5－4）のケースでは、薬剤の塗付のない旧式のステントを入れて25年たつがこの間全く問題がなかった。くも膜下出血の原因となる脳動脈瘤も大動脈解離の治療も、血管内を保護するステントによって行われる。ちなみに、ステントはイギリスの歯科医（Charles Stent：1807～85）が開発した歯科用の型取り資材に由来する。[6]

今、多くの循環器の治療は、血管からカテーテルを入れて行われるようになった。冠動脈、心臓弁膜、脳動脈の手術はカテーテル手術である。体の負担は少なく、入院期間も非常に短くなった。カテーテルを操るのは、心臓の場合、心臓外科医ではなく、循環器内科医である。私は、自分の冠動脈にカテーテルでステントを入れるのを画面で見ていたが、カテーテル操作の技術には感嘆するばかりであった。ゲームで培った技術が役に立っているのかもしれない。

突然死は自宅が多い

突然死は、どのような場所で、何をしているときに起こるのであろうか。日本心臓財団によると、次のようになる。[7]

- 自宅：74％
- 公共の場所：19％
- 事務所：7％

自宅では寝ているときと風呂に入っているときが多い。

- 睡眠中：34％
- 入浴中：11％
- 排便中：4％

意外なことに、労働、歩行、スポーツなどの身体を動かしているときはそれほど多くない（1〜5％）。日常生活それも自宅における普通の生活のときの発作が多いことがわかる。

冬場は、特に入浴中が危ない。人口動態調査によると、2021年の浴槽での溺死者は5459人に上る。交通事故による死亡（3536人）よりも1・5倍も多いのだ。そのうちの約5000人は65歳以上の高齢者であった。[8] 入浴中に気を失うと、溺死の危険がある。脱衣所と風呂の温度の差による「ヒートショック」死も多いと思われる。脱衣所にヒーターをつける、冬はむしろぬるま湯にするなどの注意が必要である。

脳卒中は要介護になる

循環器病のなかでも、特に脳卒中は、運よく命を取りとめたとしても要介護になることが多い。2019年国民生活基礎調査によると、介護の原因となる疾患としては、認知症に次いで、脳卒中は第2位である。[9] しかも、一日中ベッドの上で過ごし、食事も排泄も介護に頼らざるを得ない最重症者は、脳卒中が1位である。脳血管障害と心疾患を合計すると、循環器病は男性の要介護者の32％、女性の場合は15％を占めている。生活の質という観点からも、循環器病の予防は非常に重要である。

遠き道百歳迄も生きて来た脳梗塞で苦しみながら[10]　森田きく

もし、麻痺が軽く、短期間で回復すればよいのだが、辛抱強くリハビリを続けても元に戻らないことがある。この歌の作者はこのとき１０４歳であったという。どんなに辛いことであったであろうか。

心不全

心臓の役割は、全身から集まった血液を肺で酸素化して全身に送り出すことである。それが十分にできない状態を心不全という。心臓の機能が落ちて収縮力が低下すれば心不全になる。心筋が肥大して拡張力が低下しても心不全となる。血管の動脈硬化、腎機能が落ちても心不全になる。心不全の症状は、血管内に水分が多く溜まりすぎることによる。全身がむくみ、ちょっと動いただけでも疲れ、呼吸が困難になる。肝臓のうっ血による腹痛、腹水が溜まることによる不快感などの症状が日常活動を脅かす。その影響は全身に及ぶ。心不全の治療は、安静にして心臓の負担を減らし、利尿剤で血液の量を減らすことが第一になる。降圧剤により血管の緊張を緩めて、血液を流れやすくする。

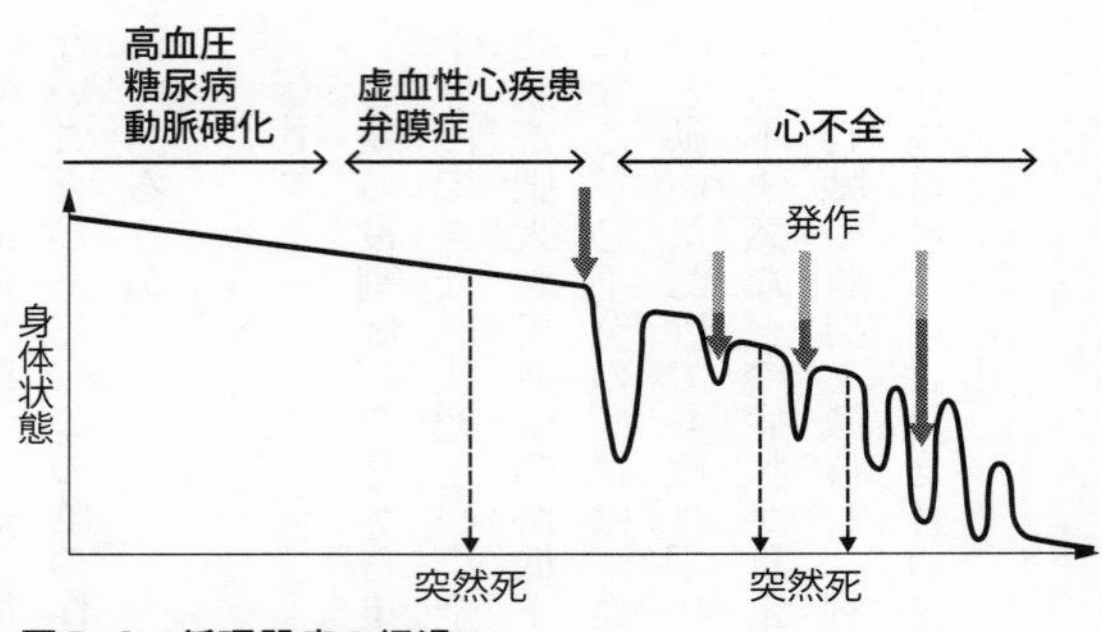

図5−2　循環器病の経過(12)

リスク因子をたくさん持っている人は、ある日突然、病気に襲われる。よくなったとしても、心不全になれば、繰り返し襲われる

繰り返し襲う発作

循環器病の発作は繰り返す。図5−2は、マーレイの論文[11]を基に、日本循環器学会がより詳しくまとめたものである。[12] 虚血性心疾患、心臓弁膜症になると、突然死をすることがある。心不全になると影響は全身に及び、発作のリスクが残る。

4　循環器疾患のリスク要因

生活習慣に潜むリスク

循環器病は典型的な生活習慣病である。ストレス、塩分とり過ぎのような毎日の生活習慣が背景にあり、それによって生じる基礎病態（疾患）が循環器病の引き金となる。循環器病のリスク要因となる生活習慣と基礎疾患をまとめてみよう。

・喫煙（第３章）
・運動不足（第３章）
・塩分取り過ぎ（本章）

●基礎病態（疾患）
・高血圧（本章）
・動脈硬化（本章）
・糖尿病（第６章）
・メタボリックシンドローム（第３章）

喫煙、メタボリック・シンドロームと運動不足については、すでに第３章で詳しく検討した。糖尿病については次章であらためて検討する。本章では、循環器病の基礎病態のうち、最も重要な高血圧と動脈硬化について述べることにする。

（1）高血圧

血圧は、動脈を流れる血液の圧力である。１７３３年、ウマの頸動脈に入れた管の中を血液の上がる高さによって血圧を測ったのが最初である。血圧をまともに測ると吹き抜けの部屋が

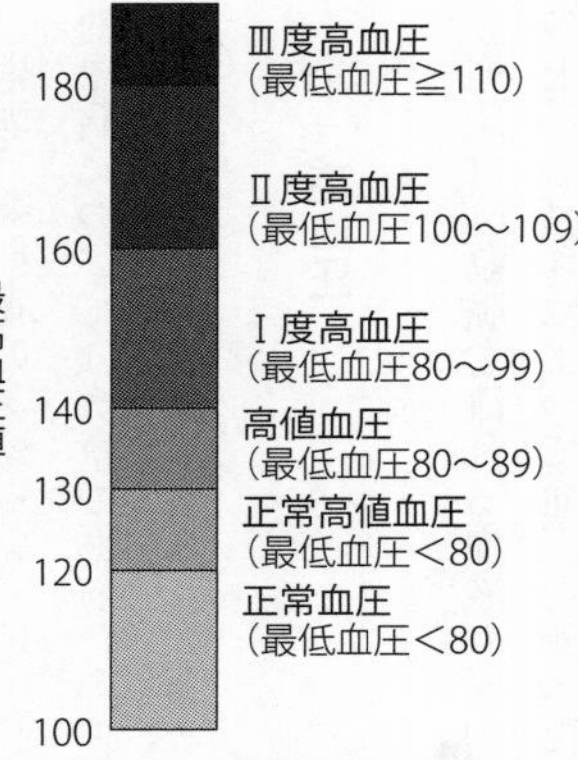

図5−3　高血圧の診断基準(13)

必要になる。そこで、比重が13・6の水銀（Hg）を押し上げる圧力を使うことになった。血圧の単位に"mmHg"を使うのはこのためである（以下mmHgを省略する）。1896年になると、現在と同じ上腕にベルトを巻く方法が発明された。1905年、ロシアの軍医コロトコフは、上腕を締めて緩めるとき、最初に聞こえる音が収縮期血圧、その音が消えるときの血圧が拡張期血圧であることを発見した。

日本高血圧学会の血圧の基準を図5−3に示す。[13]

血圧が高ければ、明らかに身体にとって悪いことが増えてくる。小室一成（国際医療福祉大学）らの研究によると、血圧が高血圧領域、つまり140を超えたら、確実に、心筋梗塞、狭心症、心房細動、脳卒中などのリスクが増えてくる[14]（図5−4）。リスクは高値血圧（130～139／80～89）の段階ですでに明らかである。血圧が160～179の範囲（Ⅱ度高血圧）に入ると、そのリスクは2倍になる。

血圧はぶれる

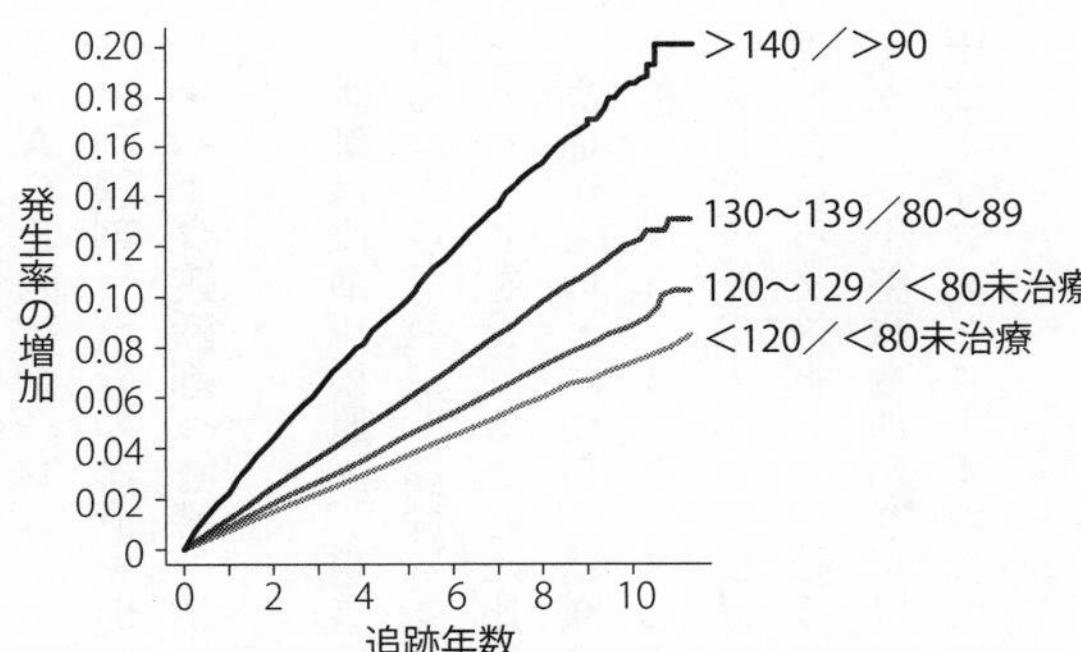

図5−4　血圧が高いと心臓病リスクが高くなる(14)

血圧が上がると心筋梗塞、心不全、脳卒中、心房細動などの心臓病のリスクが追跡年数とともに増加する。140を超えた高血圧患者は10年後には２割以上増加する

病院で測ると血圧が高くなる人が多い。病院の雰囲気が好きな私でも、医師に測ってもらうと10くらい上がることがある。なぜ上がるのだろうか。高いと嫌だなと思う「予期不安」が緊張を強いるのではなかろうか。家で測ると135／85以下で安定しているのであれば、気にすることはない。ただし、病院でいつも高く出る人は、普通の生活でも血圧が上がったりすることがあるので、気をつけた方がよい。

降圧剤はたくさん用意されている

40～70歳では男性の60％、女性の40％が高血圧といわれている。製薬会社は、その巨大なマーケットをねらって降圧剤の開発に力を入れてきた。現在、降圧剤には大きく次の５種類がある。

- **カルシウム拮抗剤**：血管を広げる。
- ＡＲＢ（アンギオテンシンⅡレセプター拮抗剤）：血管の収縮を抑える。

・ACE阻害剤：レニン・アンギオテンシン系による血圧上昇を抑える。
・利尿剤：塩分の排泄を促し、血圧を下げる。
・ベータ遮断剤：心臓の拍出量を抑える。

医師は高血圧の原因、患者の症状に合わせてこの中から薬を選ぶ。降圧剤は基本的に飲み続けることになる。飲み続けることを嫌う人が多いが、考えてほしい。血圧が高いために倒れて延々とリハビリを受けることに比べれば、毎朝薬を飲み続けることほど、コスパのよいことはない。高血圧といわれたら、躊躇せずに受診し、治療を受けるべきである。こんなにいい薬があるのに、症例5－2、5－3のように、降圧剤を飲まずに倒れるほど、残念なことはない。

私自身、岐阜大学の学長以来、降圧剤を服用している。学長というと偉そうに聞こえるが、実のところ文科省と大学教授会に挟まれた中間管理職に過ぎず、そのストレスから、血圧が高くなり、不整脈も加わり、以来、数種類の薬を服用するようになった。薬のおかげで、現在血圧はよくコントロールされている。

塩分のとり過ぎ

ご飯には塩っぱいおかずが合う。納豆、漬物、魚の塩焼き、すき焼き。日本酒にも塩辛い肴が合う。刺身、焼き鳥、塩から、湯豆腐。当然、日本人の塩分摂取量は多くなる。事実、米を主食とするアジアの国は塩分消費が多い。中には、とんでもなく塩っぱいものが好きな人もいる。症例５－１に紹介した宮川大助もそうだった。

２０１９年の日本人平均塩分摂取量は、男性10・9グラム／日、女性９・３グラム／日であった。２０００年代のはじめには、それぞれ13・1、11・6であったので、20年で1～2グラム減ってきたことになる。厚労省の目標値、男性７・５グラム、女性６・５グラムにはほど遠い。この目標値自身が、ＷＨＯの目標値５グラムとくらべるとかなり甘いのだが。

塩分の多い食事のリスクは、高血圧だけではない。胃がんも2倍以上なりやすいのだ。[15] そうとはわかっていても、濃い味付けになれてしまうと簡単には薄味にならない。その点、イギリス政府のとった作戦は、何年もかけて、食品メーカーがパンなど食品の塩分を減らしていくという方法であった[16]（パンは意外に多くの塩を含んでいる）。実際、誰も気がつかないうちに、イギリス国民は薄味にならされて、２００１年に９・５グラムだった塩分摂取量が、10年後の２０１１年には８・１グラムまで低下した。[16] それに伴って、生活習慣病による死亡者数も、30％も減少した。

日本政府は、減塩を家庭に任せっぱなしであるが、食品メーカーに呼びかけて、スーパーやコンビニの食品の減塩をすすめるべきだろう。特に、ラーメンが要注意である。スープを全部飲んだら、次の日は「塩断ち」をしなければならない。

高血圧患者4300万人の44％は未治療

日本内科学会によると、2017年現在、日本には4300万人の高血圧（最高血圧140以上）の人がいる。その内訳は次のようになる。[17]

◎　治療中、コントロール良好：1200万人（27％）
△　治療中、コントロール不良：1250万人（29％）
×　高血圧の認識あり、未治療：450万人（11％）
×　高血圧の認識なし、未治療：1400万人（33％）

3分の1は高血圧であることを知らず、血圧が高いのに治療を受けていない人が1850万人（44％）もいる。すなわち×印である。治療を受け高血圧がコントロールされている人（◎印）は27％しかいない。高血圧対策は完備しているのに、実際の状況はかなり貧しいといわざるを得ない。恐ろしい循環器病を予防するためには、まずこの数字を改善するところから始めなければならない。

（2）高脂血症（動脈硬化）

何かというと、脂肪は悪者にされがちであるが、脂肪は身体にとって大事な物質である。コレステロールは細胞膜の必須成分であるし、胆汁酸やホルモンの原材料でもある。身体にとって大事な役割をしているのに、善玉、悪玉と言われるのは、彼らにとっては迷惑な話であろう。それぞれの本来の役割は次のようなものである。

- LDLコレステロール（悪玉コレステロール）：肝臓で作られたコレステロールを血流に運ぶ「配送」コレステロール。１２０（mg/dl。以下略）以下であれば正常。
- HDLコレステロール（善玉コレステロール）：血管内に溜まったコレステロールを肝臓に戻す「回収」コレステロール。40以上であれば正常。
- LDLとHDLが正常値範囲としても、両者の比率が動脈硬化のリスクを決めるときに重要な指標になる。LDL／HDL比（L／H比）が１・５未満であれば安心、２以上は動脈硬化のリスクがある。
- 中性脂肪：エネルギー源であるが、多すぎると肥満、内臓脂肪になる。１５０以下は安心。

要は、配送業（LDL、悪玉）が働きすぎると、血液の中にコレステロールが増え（高脂血症）、血管の壁に粥腫（プラーク）を作るようになる。そうなると血管の壁が厚くなり、詰まりやすくなる。さらに凝血作用のある血小板が集まって、血管壁が硬くなり、動脈硬化となる。

硬化した動脈の一部が剝がれると血栓となる。もしもこのとき、回収業（HDL、善玉）がしっかり働いてくれれば、動脈硬化には至らないですむ。

動脈硬化の結果、脳の動脈が詰まれば脳梗塞、心臓の冠動脈が詰まれば心筋梗塞になる。高血圧と動脈硬化の予防は重なっているので、よい生活習慣を心がければ、広い範囲の循環器疾患を予防することができる。

コレステロールを低下させるために、1973年に三共（現第一三共）の遠藤章（1933〜2024）によって開発されたスタチン（Statin）系の薬品が広く使われている。スカンジナビアの大規模研究によると、スタチン製剤を5年余り服用したグループはLDLが35％低下し、HDLは逆に8％増加した。また虚血性心疾患の死亡率は42％下がった。副作用はほとんど見られなかった。[18] 遠藤章は、スタチンの発見により、日本国際賞やアメリカ版ノーベル医学賞と言われるアルバート・ラスカー臨床医学研究賞など数々の賞を授与されている。

なお、いわゆる「血液サラサラ」の薬は、高脂血症の薬ではない。血小板の凝集を阻害することにより、血栓の生成を抑えることから、脳梗塞や虚血性心疾患の抑制につながるとの期待から使われている。ヒポクラテスの時代から今日まで使われているアスピリンはその代表的な薬である。ただし、「血液サラサラ」「血液ドロドロ」という言葉は、NHKの「ためしてガッテン」が流行らせた俗語に過ぎず、医学的には認知されていない。

第6章　合併症が怖い糖尿病

石麻呂に吾れ物申す夏やせによしといふものそむなぎ（鰻）取りめせ　大伴家持

ひと老いて何のいのりぞ鰻すらあぶら濃過ぐと言はむとぞする[1]　斎藤茂吉

大伴家持（718〜785）の時代から、鰻は夏痩せによいと言われていたようだ。それから1200年、晩年の茂吉は、大好きだった鰻も油が濃すぎて食べられなくなった歌を詠んだ。食は健康とつながっている（鰻と糖尿病が関係あるわけではない。念のため）。

1 症　例

症例6－1・マイケル・コルレオーネ

父、ドン・コルレオーネからニューヨークのマフィア組織を受け継いだマイケルは、冷静で冷酷な行動でマフィアの大ボスになる。『ゴッドファーザーPARTⅢ』（1990）では、アル・パチーノ扮するマイケルがこの病気の恐ろしさを教えてくれる。マフィアのボスたちによる親睦会がガラス天井の会場で開かれているとき、対立するマフィアはヘリコプターからガラス天井に向かって機関銃を撃ちまくる。かろうじて難を逃れたマイケルは、ストレスと興奮から高血糖昏睡に陥る。彼は、その症状、腹痛、呼吸の乱れ、精神錯乱、糖尿病昏睡の症状を見事に演じきっている。

イタリアのシチリア島に逃れたマイケルには、マフィアと糖尿病というふたつの敵が待ち構えていた。マイケルは、低血糖で倒れる。彼は、震える手でネクタイを緩め、オレンジジュースとキャンディをもらう。オレンジジュース一杯には、糖分が10〜15グラム含まれているので、低血糖を補うのにはよい方法である。

息子のアンソニーがオペラ歌手になり、パレルモのマッシモオペラ劇場で「カヴァレリア・ルスティカーナ」に主演することになった。息子のオペラ出演を見にシチリアを訪れた別れた妻、ケイをマイケルは案内した。夕方の帰り道に、ときどき目がかすむときがあると言って、マイケルは運転をケイに代わってもらった。糖尿病網膜症が疑われる。映画の中でそれ以上の合併症のシーンはないが、椅子からくずれ落ちるように死ぬ最後のシーンは糖尿病が引き金となった心筋梗塞の可能性が高い。

症例6-2・藤原道長

平安王朝時代、藤原道長（966〜1027）は、朝廷の重要な官職を歴任し、摂政として天皇の補佐役を務めていた。3人の娘は、天皇に嫁ぎ、権力の絶頂にある一方、健康はむしばまれていった。藤原実資(さねすけ)の日記『小右記(しょうゆうき)』によると、51歳のとき、「頻りに漿水(しょうすい)を飲む、(……)口渇き力なし、ただし食は例によりて減ぜず」。53歳になると、「御胸病発動し、重く悩み苦しみ給ふ」。翌年には視力が衰え、「二三尺相去る人の顔見えず」という状態になり、皮膚感染によって、62歳で逝去した。[2]

人民が飢えに苦しむなかで、権力者は美食を享受し、権力闘争によるストレスが、道長を糖尿病に追いやったのであろう。

藤原道長は、糖尿病と心疾患、網膜症、感染症などの合併症に悩まされていたことがわかる。血管、神経、免疫など全身に及ぶ糖尿病の合併症は、1000年前から変わっていない。

2　世界の10％が糖尿病

世界糖尿病デー

11月14日は「世界糖尿病デー」である。1921年にインスリンを発見したバンティング(Banting, F.：1891〜1941)に敬意を表し、国連とWHOが彼の誕生日であるこの日に決めた。この日には世界中で、シンボルカラーであるブルーのライトアップが行われる。日本でも、東京タワーをはじめ、多くの施設が青色に照明される。[3]

世界糖尿病デーが決められたのは、糖尿病が世界の健康危機のひとつになっているからである。世界の成人の10・5％、5億3700万人が糖尿病に罹っており、毎年670万人以上が糖尿病の合併症などで死んでいる。糖尿病は贅沢病と考える人がいるかもしれないが、実は誰もが罹る病気である。発展途上国でも急速に増加している。[3]

日本には、どのくらいの糖尿病患者がいるのであろうか。2016年の国民健康・栄養調査によると、糖尿病が強く疑われる人が約1000万人、さらに後述するグレーゾーンが約1000万人（私もその一人だ）、合計すると総人口の15％を超える糖尿病患者が日本にいることになる。[3] しかも、静かに忍び寄る糖尿病に対して、人々は無防備であり、危機意識が不足している。働き盛りの人の中で、糖尿病と診断されながらも、治療を受けていない人は、約半分に達する。予防のためにも、治療のためにも、まず、糖尿病をよく知ることから始めよう。

3 糖尿病を知る

(1) インスリン製造細胞が死んでしまった1型糖尿病

糖尿病患者に最初にインスリンを注射した医師のキャンベル（W. R. Campbell）は、「糖尿病には2種類しかない、速やかに死に至る糖尿病とゆっくりと死んでいく糖尿病のふたつである」と述べた。[2] その2種類とは1型と2型糖尿病である。

1型糖尿病は、膵臓の中のインスリンを作る細胞（ランゲルハンス島のベータ細胞）がウイルス感染、自己免疫などにより、ダメージを受けることで発症する。15歳未満の若い人に多く、糖尿病全体の3％ほどを占めている。かつては患者は短期間（半年以内）で急激に悪化し、死に至った。インスリンが発見されて以来、1型糖尿病の患者は、インスリンを注射しながら、普通に生活し、活躍している。

1型糖尿病のミス・アメリカ

ニコール・ジョンソン（Nicole Johnson）は、19歳のとき、ミス・フロリダの予選会場で突然倒れた。病院に運ばれて血糖値を測ったところ、509mg/dl（以下単位省略）もあった。周囲の人たちは、ミス・アメリカに出るのは無理といったが、彼女は糖尿病を隠すことなく、チャレンジし、1999年のミス・アメリカに選ばれた。彼女は、ミス・アメリカの知名度をフルに使い、糖尿病の理解を深める活動をした。[4]

1型糖尿病のプロ野球選手

スポーツ界にも、1型糖尿病に負けずに活躍する選手がたくさんいる。長嶋茂雄監督のジャイアンツで活躍した新浦壽夫（にうらひさお）投手は1型糖尿病であった。1988〜89年の2年間、ジャイアンツで合計21勝を挙げたビル・ガリクソン（Bill Gullickson）も同じ病気を抱えながら、アメリカに戻った後も、メジャーリーグで20勝投手になっている。ガリクソンに刺激を受けて、岩田稔は、阪神タイガースでインスリンを打ちながら活躍した。[5] 彼は、２００６年から２０２１年までの16年間に２００試合に登板し、60勝を挙げている。岩田稔は、１勝を挙げるごとに10万円を１型糖尿病の研究基金に寄付した。[5]

（2）２型糖尿病

２型糖尿病は、食生活の乱れ、肥満、ストレス、喫煙などの生活習慣の乱れと加齢、遺伝などの背景により、徐々にインスリンの分泌が落ち、あるいはインスリン抵抗性になり、血糖が上がってくる。２型糖尿病は、全糖尿病の95％を占めている。

インスリンは膵臓のベータ細胞という細胞で作られる。ベータ細胞は血糖値に敏感に反応して、血糖値が高いときはインスリンの分泌を促進し、低いときは抑える。高血糖になるとインスリンは筋肉組織や脂肪組織に糖を取り込ませて血糖値を下げる。そのようにして、インスリンは、血糖を70から１４０の範囲に常に収めている。糖尿病になると、それができなくなり血糖値が上がるというわけである。

実は血糖を上げるホルモンはいくつもあるが、下げるホルモンはインスリンだけである。スペアなしで、ひとつのホルモンにだけ頼っているため、インスリンが足りなくなると、たちまち不都合が起こることになる。なぜ、下げるホルモンはひとつしかないのか。それは、「飢え」の歴史と関係がある。長い歴史の中で、生物は常に「飢え」にさらされてきた。下げるホルモンはひとつだけあれば間に合う時代を生きてきたのが、飽食の時代になり、血糖値を下げるホルモンも重要になってきたのだ。

糖尿病の診断

70から１１０の範囲にあるべき空腹時血糖値が１２６を超えると糖尿病と診断される。しかし、診断には、さらに次のふたつの指標が用いられている。すなわち、

- **HbA1c**：赤血球のヘモグロビンに結合した糖を測る方法である。赤血球は３カ月程度の寿命なので、平均すると、１~２カ月間くらいの血糖値の目安となる。６・０％以下が正常値とされる。
- **糖負荷血糖値**：空腹時に75グラムのグルコースを飲み（糖負荷）、２時間後の血糖値を測る方法である。もし、インスリンによく反応できていれば、血糖値は２００まで下がるはずである。インスリンが効きにくい「インスリン抵抗性」の状態であれば、血糖値は下がらず、２００以上になる。

実際の糖尿病の診断には、空腹時血糖、HbA1c、糖負荷試験のデータを基に決める。診断基準を図6－1にまとめて示そう。

境界型糖尿病（予備軍）

糖尿病では「境界型（いわゆる糖尿病予備軍）」といわれるグレーゾーンからさらに進ませないことが重要である。図6－1に示したように、空腹時血糖が110以上、HbA1cが6・0％以上になると境界型の糖尿病になる。グレーゾーンはいわばイエローカード、レッドカードをもらわないように注意すべきである。それに、グレーゾーンでも、後述する合併症のリスクは高くなる。

糖尿病の症状

血糖値が高くなると、当然浸透圧が上がり、喉が渇く。水分をたくさん飲んでも、水が不足しているわけではないので、尿として排泄されてしまう。高血糖になっても、臓器にエネルギーとして取り込まれる糖は少ないので、いくら食べても痩せるようになる。疲れやすくなり、だるくなる。このころになると血糖値は200を超えているであろう。

マイケル・コルレオーネの症例で紹介したように、糖尿病による病状で一番危険なのは、血糖値が異常に上がったときと、異常に下がったときである。血糖値が500以上になると、高度の脱水状態になり、血圧の低下、頻脈などショック症状に陥る。心筋梗塞、心不全を誘発すると、非常に危険である。

一方、血糖値が異常に低く、70未満になると、全身がエネルギー不足になり、意識が混濁してくる。応急措置としては、マイケル・コルレオーネのように、糖分を急いでとることである。

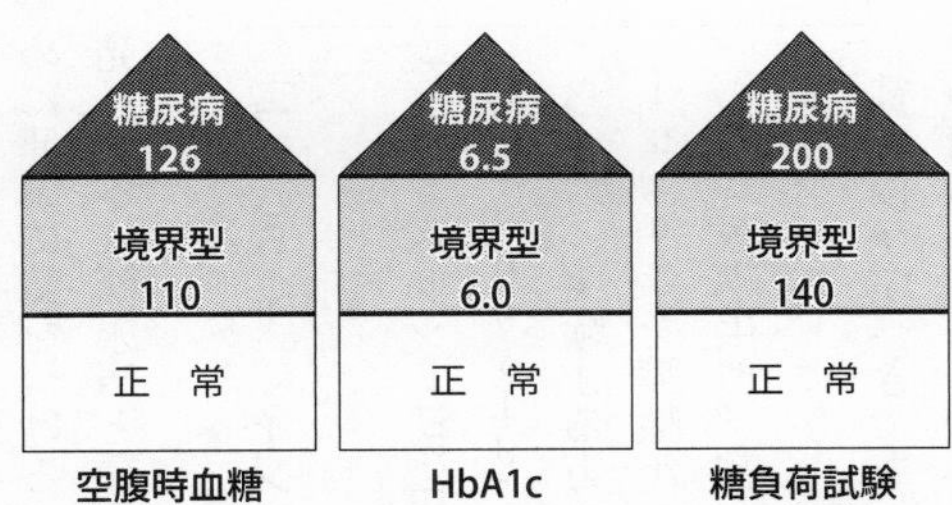

図6-1　糖尿病の検査基準

図に示した上下の数字の間が境界型糖尿病となる。国立国際医療研究センターの糖尿病情報センターの資料を簡略化(6)

糖尿病の治療

糖尿病治療の数値目標は明快である。血糖値を下げればよいのだ。しかし、正常まで戻すことは容易でない。それで食事、運動など生活習慣の見直しが基本になる。それでも下がらないときは、薬をのむことになる。糖の取り込み、糖の利用、インスリン感受性、インスリン分泌促進等、様々なレベルに働く薬がたくさん開発されている。最後の手段としてインスリン注射がある。インスリンを打ちながら、患者は平穏な生活を送っている。

糖尿病患者にメリットがあるとすれば、この病気のために健康に気をつけるようになることであろう。定期的に専門医に診てもらい、合併症も早く発見する。糖尿病と言われたら、真面目に医者に通い、「よい患者」になることだ。

［コラム6－1］ インスリンの発見

インスリン（Insulin）は、1921年、カナダの若い医師バンティングとベスト（Best, C.：1899～1978）によって分離された。[7] 医学生のベストは、その年の夏休みをとらずに、実験する方を選んだ。ベストの選択はベストの選択であった。彼らは1921年インスリンを膵臓から抽出し、1型糖尿病の少年を治した。バンティングは1923年ノーベル医学生理学賞を授与された。ベストは選考されなかったが、バンティングは賞金の半分をベストに与えて、彼の貢献に感謝した。後にノーベル賞史編集委員会はベストにも賞を授与すべきであったと発表した。医学の歴史上、インスリンは最も偉大な発見のひとつである。インスリンにより、どれだけ多くの命が救われたことか。

4　糖尿病が恐ろしいのは合併症

糖尿病が本当に恐ろしいのは、全身に張りめぐらされた血管や神経がじわじわと傷めつけられることである。血糖値が高い状態（180～200以上）が10年以上続くと、血管、神経が傷めつけられ、行く先々の臓器、組織が大きなダメージを受ける。

足の壊疽

高血糖により、手足の指などに痛みやしびれを感じる。進行して知覚が低下し、同時に血管が傷めつけられると、潰瘍と壊疽（えそ）により、組織が崩れて切断に追い込まれる。歌手の村田英雄は糖尿病による壊疽のため、両下肢を切断した。

虚血性心疾患と脳梗塞

動脈硬化のリスクは、境界型の段階でも上昇している。特に、肥満、高血圧、脂質異常が加わったメタボリック・シンドロームになると、心筋梗塞、脳梗塞のリスクは5倍以上になることが、九州大学の福岡県久山町（ひさやままち）での調査で明らかになっている。[8] 糖尿病患者の虚血性心疾患は、症状のはっきりしない無症候性のことがある。[9]

糖尿病腎症

腎臓の濾過装置、糸球体の毛細管が傷つくと、腎臓の機能が悪くなり、ついには腎不全となる。こうなると、人工透析に頼るほかなくなる。透析患者には身体障害者手帳1級が交付される。2020年現在の透析患者、およそ35万人、その40%が糖尿病による腎障害である。2020年にあらたに腎透析に加わった糖尿病患者はおよそ1万6600人に上る。[10] 腎透析の1年間の費用は約600万円、全額国が負担している。糖尿病による透析だけでも、8400億円の医療費がかかることになる。医療経済を考えても、糖尿病の合併症は大きな問題であることがわかるであろう。

糖尿病網膜症

糖尿病は網膜の血管も傷め、その結果失明することがある。中途失明者の13%（第3位）は糖尿病網膜症である（第1位は緑内障、第2位は網膜色素変性）。糖尿病は生活の質にも大きなダメージを与える。

がん

日本癌学会と日本糖尿病学会の共同委員会の報告によると、糖尿病患者はがんのリスクが20%高かった。[11] 特に、大腸がん、肝臓がん、膵臓がんが多かった。久山町の追跡調査によると、すべてのがんによる死亡も、糖尿病患者は2・1倍も高かった[8]（図6－2）。

なぜ、糖尿病になるとがんが多いのだろうか。考えられるのはインスリンである。糖尿病患者では、インスリンが効きにくくなっているため、インスリンの血中濃度が高い。このため、過剰なインスリンががん細胞の増殖にプラスに働くのではないかと考えられている。ただし、治療のためのインスリン注射によりがんが増えることは否定されている。高血糖、慢性炎症が背景にある可能性もある。

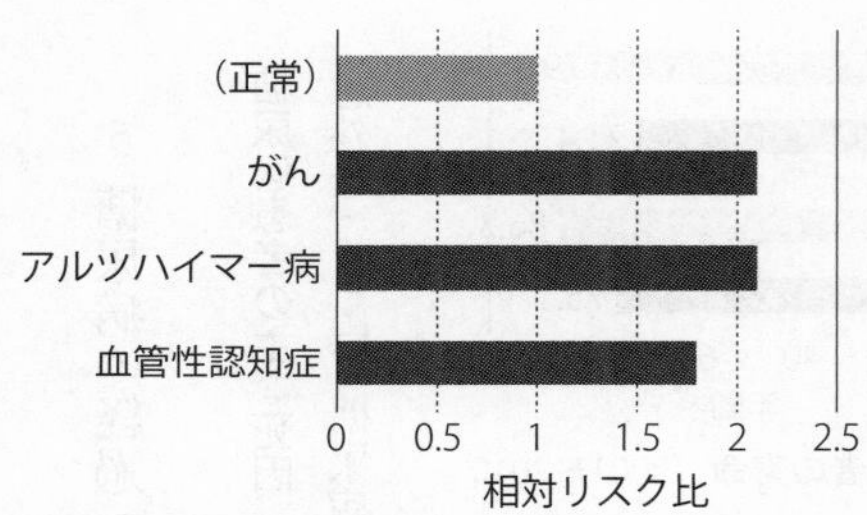

図6−2　糖尿病の合併症
糖尿病患者は、がん、アルツハイマー型認知症、血管性認知症リスクが2倍前後高い。久山町研究から(8)

認知症

認知症の発症についても、糖尿病罹患者はアルツハイマー病が2倍、血管性認知症が1・8倍高いという数字が得られた（図6－2）。認知症発症と特に相関していたのは、空腹時血糖よりもむしろ糖負荷試験の2時間血糖値であった。[9]

歯周病

歯周病と糖尿病は持ちつ持たれつの関係にある。歯周病の慢性炎症はインスリンの働きを抑え、糖尿病は歯周病を悪化させる。悪循環を断ち切るには、両方の治療を進めるほかにない。

5　糖尿病の経過

糖尿病患者の主な死因

意外なことに、糖尿病は死因ランキングで常に下位である。日本では死因の1%を占めているが、ワースト10には入らない（図1－3参照）。

糖尿病患者はどのような病気で死ぬのであろうか。日本で行われた大規模な糖尿病患者の追跡調査がある。1971年から2010年までの糖尿病患者4万5708人の予後を追跡調査した結果では糖尿病性昏睡による死亡は、0・6%にすぎない。糖尿病患者の主な死因は次のようになる。[12]

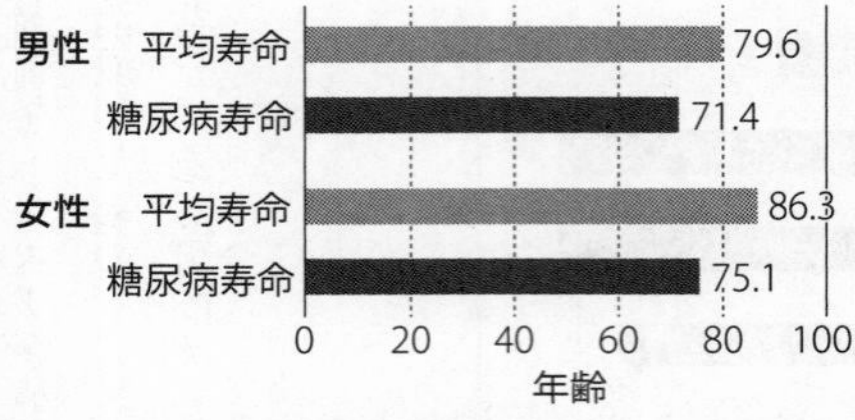

図6-3　日本の糖尿病患者の寿命（2001～2010年期の平均）
一般人の平均寿命と糖尿病患者の寿命の間には、男性で8.2年、女性で11.2年の差がある（12）

・がん：38・3%
・感染症：17%
・循環器疾患：14・9%　うち脳疾患6・6%、虚血性心疾患4・8%、腎障害3・5%
・糖尿病性昏睡：0・6%

糖尿病患者は短命である。図6－3に見るように、糖尿病患者は平均寿命よりも、10年ほど短い。その差は男性で8・2年、女性では11・2年である。喫煙者と同じように、糖尿病患者も10年前後も寿命が短いのだ。なんとしてでも、病気をコントロールしてほしい。

［コラム6－2］　糖尿病という名前が嫌いな糖尿病専門家

病気の名前を変えるのには理由がある。認知症、統合失調症、ダウン症などは、元の名前が差別的であったので変えてよかった。しかし、糖尿病が差別的とは私には思えない。ところが、糖尿病の専門家は糖尿病という名前が嫌いらしい。「尿」という字が入っている、イメージが悪いなどの理由だという。

江戸時代には、中国の医学書に出てくる「消渇（しょうかち）」と言われていた。消耗し、喉が渇くという意味である。それが、明治40年（1907年）の日本内科学会の特別講演を機会に「糖尿病」となった。[2]

2023年9月になって、日本糖尿病協会と日本糖尿病学会は「ダイアベティス」に改名すると発表した。欧米語のDiabetes Mellitusは「甘い蜜のサイフォン（Diabetes）」という意味である。発音しにくい上に意味のわかりにくい言葉にしたら、患者は病気を余り真剣に考えなくなるのではと心配になる。いっそのこと「消渇」あるいは医者仲間のスラング「ディアベ」「DM（デーエム）」にしたらどうだろうか。

第7章　受け入れざるを得ない認知症

ひっそりとこの世のとなりで生きているアルツハイマーの妻と私と[1]　内藤定一

徘徊の妻連れ戻る黄昏れてようやく街に灯の点る頃[1]　同

内藤定一夫妻は、ともに旧国鉄職員。その妻が、定年退職のときにアルツハイマー病になった。この2首には、現実を受け止め、妻に寄り添いながら、ひっそりと生きている様子がうかがえる。夫は、「それゆけ、ハイカイ号」と名づけた自転車で、妻のハイカイに付き合ったという。本文中に引用した短歌（154ページ）のように、「ほんもののやさしさだけ」が2人の間を結びつけていたのだ。

1　症例

認知症になった人は、どのように感じているのであろうか。認知症患者の気持ち、本人の悩みを知るためには、認知症患者自身が書いた文章があればよく分かるだろう。幸い、2人の認知症専門家が患者の心の内を本として発表している。症例7-1は自身が認知症になった専門家であり、症例7－2は認知症の母の日記を読んだ専門家である。

症例7－1・認知症になった認知症専門医

長谷川和夫（1929～2021）は、日本の認知症研究と行政の中心的存在であった。「痴呆症」と呼ばれていた病気の名前を「認知症」に変えた委員会の委員であり、長谷川式スケールという認知症の診断法を作った人である。その本人が認知症になり、自分の作った診断法を受けることになった。彼は、認知症を告白してから2年目の2019年、自らの経験を『ボクはやっと認知症のことがわかった』という本にまとめた。[2]

どうもおかしい。前に行ったことのある場所だから当然たどり着けるはずなのに、行き着かない。今日が何月何日で、どんな予定があったのかがわからない。どうやら自分は認知症になったのではないかと思いはじめたのは、2016年ごろだったと思います。（……）

2017年10月、川崎市で認知症に関する小さな講演会がありました。ボクは専門家として呼ばれていて、認知症ケアのアドバイスをすることになっていました。（……）次の言葉が出たのです。

「みなさんの前でこういうと（主催者が）困るかもしれないけれど、じつは（ボクは）認知症なんですよ」。

自然に出てきた言葉でした。自分が認知症と自覚してからは、誰もがなる可能性があり、認知症になっても「人」であるのに変わりはないこと、この長寿時代には誰もが向き合って生きていくものだということ、そして、認知症になっても普通の生活を送ることが大事だということを伝えたいという気持ちが、心の底にありました。（……）

当時、ボクは88歳。（……）

ボク自身でいえば、認知症になったのはしょうがない。年をとったんだから。長生きすれば誰でもなるのだから、それは当たり前のこと。ショックじゃなかったといえば嘘になるけれど、なったものは仕方がない。これが正直な感想でした。

長谷川は、社会の人々が認知症の人と向き合う際のアドバイスとして、以下の点を挙げている。

・認知症の人と話すときには、その人が話すまで待ち、何を言うかを注意深く聴いてあげること。認知症の人は同時にいくつものことを理解するのが苦手です。じっくりと向き合ってくれると安心する。

・生活環境をシンプルにすること。なるべくわかりやすく、ひとつずつ取り組めるようにする。

・認知症と診断された人の悪口を言ったり、馬鹿にしたりしないこと。本人にはよく聞こえているし、嫌な思いや感情は深く残る。
・認知症になって、決してやってはいけないことがあります。それはクルマの運転です。これだけは絶対やめた方がよい。

症例7－2・認知症患者の日記

精神科で有名な東京都立松沢病院の元院長、齋藤正彦は、認知症を専門とする精神科医である。彼の母が認知症になった。母親の日記を丹念に読み、『アルツハイマー病になった母がみた世界』という本を出版した。[3]
母の日記を読んで、齋藤はそれまでの学説が間違っていたことに気がついた。彼が医学部を出た1980年の精神医学の教科書には、アルツハイマー病の患者は自分のもの忘れを認識していないと書かれていた。

私は、母の日記の分析によって、認知症になった高齢者が、自分の病態を自覚しないという精神医学の迷信を打破し、患者の主観的な苦しみに、私たちはいかに無頓着で無理解なのかということを示したいと思います。それは、専門職ばかりでなく、「認知症」という状態が誰にでも起こりうる超高齢社会を生きる人々にとって示唆に富むものだと考えるからです。

齋藤の母は、知的好奇心に満ちた活発な女性であった。76歳になると、彼女は料理がうまくできなくなり、認知症になったのではないかという不安な気持ちが日記に現れる。料理がうまくできなくなるのは、塩を加え忘れたり、二度加えたりするという記憶障害のため、同時に複数のことをすると注意が逸れてしまうという認知障害の低下と関係していると息子は精神科医として解説する。

（79歳）前後から、母の認知機能の低下は、加齢変化という範囲を超えて進行し（……）精神機能は少しずつ崩壊が加速し始めました。（……）「年のせい？」と自問しながら、そうではない不気味な変化が自分の脳の中で起こっていると感じて、怯えている母の心が伝わってくるような気がします。（……）「恥ずかしい。早く消えたい」「（……）私はしっかりして呆けてはいけない」

この頃、もう一つ目立ったのは、機械操作がうまくいかないという記載であった。

「夜、新しい冷蔵庫が届いた。今年は電気製品がみんな寿命で一度に傷んで閉口した。暖房、電話、レンジ、洗濯機、冷蔵庫、順応しきれず、頭が混乱のレイコさんです」

精神科医は書く。「インプットとアウトプットの間のプロセスが見えないデジタルは、高齢者に限らず、認知機能に障害を持つすべての人にとって高いハードルです。おそらく、デジタルネイティブと呼ばれる現在の若者でも、50年後には今の高齢者が直面しているのと同じ壁に突き当たるはずです。（……）デジタル化は、認知機能に障害を持つ人の生活を不便にしているのです」。

82歳のときの日記。

「何だかやっと生きている感じ。寝てばかり……このまんま呆けてしまうのかしら、大変大変」

「何となくごろごろして午後をすごす。もう少ししっかりしないと困る。今日を最後にもう少しシャンとしなくてはと思っている。頑張れ！　レイコ」

83歳のとき、初めて認知症という診断を受ける。

私は、老年精神医学を専門にする医師ですから、母の状態を見て認知症だと気づかなかったわけではありません。（……）この時期まで躊躇した理由を考えると、一つには、現実を見たくなかったから、もう一つは、診断をした後の治療に期待していなかったからです。

翌年、84歳になった彼女は、家族以外の訪問者を認識できなくなる。このころ、著者の兄弟間で、ひとりの生活は危険なのでホームに入居した方がよいと考え始めたという。7月、著者の近所の老人ホームに入居した。日記は次第にメモのような記載になっていく。85歳になると、

自分の能力の低下については深刻に不安を抱いていました。（……）周囲の状況を理解できない、自分がどこで何をしているのかがわからないということから生じる、もっと生理的な恐怖に近いものでした。（……）この時期、母は、（……）いつでも、身の置き所のない不安の中にいました。母はときどき、それまでにはなかった怒りを（……）向けるようになりました。

〔87歳の〕5月に入り、母の容態が変わりました。（……）〔微熱がつづいていたが〕原因究明のための検査をせず、という方針を決めました。（……）母は覚醒している時間が日に日に短くなり、水分や食事の摂取量も減っていきました。

病院に移って5日目に齋藤の母は息を引き取った。

次に紹介する2本の映画は、認知症患者を主人公にし、彼らの認知機能の低下による混乱を描いている。映画を見ている人は、混乱を実感し共感するが、同時に「他人事」であることにどこか安堵する。

症例7－3・映画『ファーザー』（2020年）

アンソニー・ホプキンスが演じるアンソニーは81歳。妻に先立たれ、ロンドンで独居している。長女のアン（オリヴィア・コールマン）は、新しい夫のいるパリに行くという。フランス人は英語を話せない。そんなところに行くことはないと父は止める。しかし、その後もパリに行ったはずのアンは、たびたび父親の面倒を見に来る。彼女は本当にパリに行ったのか。ロンドンにいるのか、われわれにもわからなくなる。居間のソファに知らない男が座っている。ここは自分の家だとアンソニーは主張するが、男はアンソニーが居候しているのだという。ケアのために雇った女性が時計を盗んだと思うが、時計は洗面所にあった。ここはどこなのか。この家でソファに座っていた男は誰か。映画を見ている人は混乱してしまう。しかし、それは認知症患者である父親の混乱なのだ。

症例7－4・映画『明日の記憶』（2006年）

『明日の記憶』は、若年性アルツハイマー病になった50歳のサラリーマンの物語である。渡辺謙が演じる営業部長の佐伯は、記憶力が落ちて仕事に失敗することが多くなったが、メモを頼りに、仕事を続ける。渋谷の街角で自分がどこにいるのかわからなくなる。映画を見ている人もだんだん不安になってくる。仕事を諦め、陶芸を再開する。奥多摩に陶芸家を訪ねた帰り、山道で追いかけてきた妻（樋口可南子）に出会う。しかし、彼には妻とはわからない。泣いている妻と一緒に駅まで歩いていく。

２　認知症を知る

「認知症」への改名

今となっては信じられないことに、２００４年まで認知症の医学名、行政名は「痴呆」であった。「痴」にしても「呆」にしても、「ばか」「おろか」「あほう」の意味がある。長谷川和夫によると、「痴呆症」ケアセンター長の会議で、痴呆は侮蔑的という意見が出て、長谷川を含むセンター長の連名で名前の変更を厚労省に提案し、公募を基に選考した結果「認知症」に決まった。[2] なお、英語名の dementia は、ラテン語の de-mentia、「理性を欠く人」という語源である。

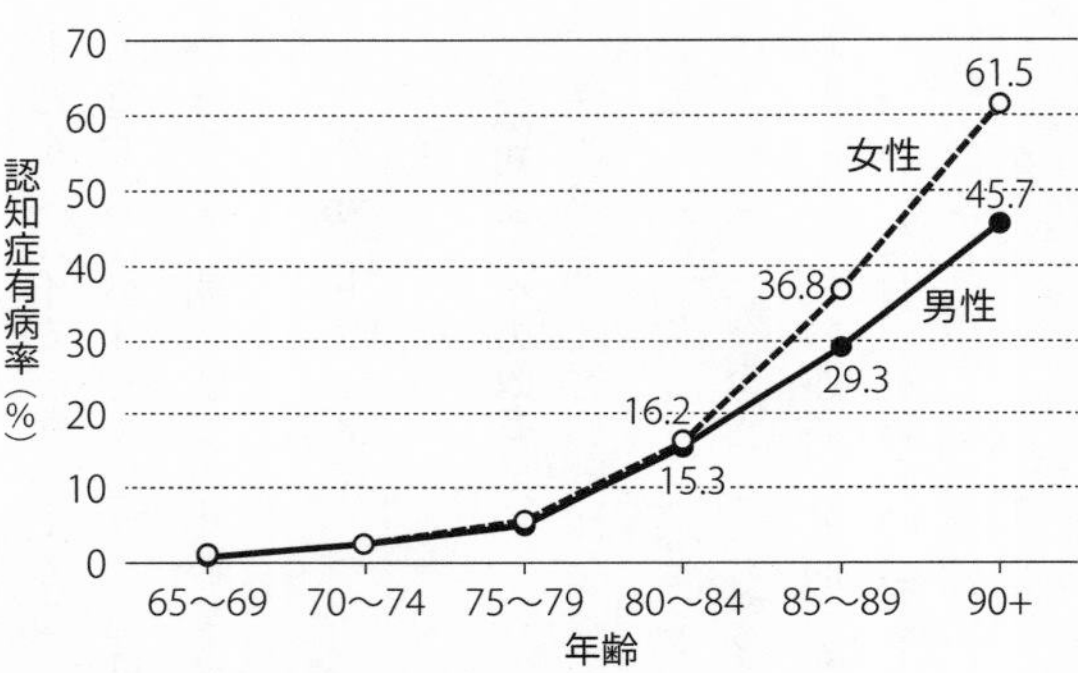

図7-1　認知症は年齢とともに増える

認知症患者は、年齢とともに急速に増加する。90歳を超すと男性の45%、女性の60%が認知症になる（4）

90歳を過ぎると大半の人が認知症になる

認知症は誰でもなりうる病気である。アメリカのレーガン大統領、イギリスのサッチャー首相のような国のトップを務めていた人も、南田洋子のような女優も、ブルース・ウィリスのような頑丈な身体の人も認知症を公表している。何しろ、認知症の専門家中の専門家でもなる病気なのだ。

認知症は、高齢者に圧倒的に多い。65歳でも、「若年性認知症」と呼ぶほどだ。この病気は加齢とともに急速に増えていく。青森から熊本までの8調査地点の65歳以上の1万1410人を5年以上にわたって追跡調査した調査によれば、認知症の患者は年齢とともに増えてくる（図7-1）。85〜89歳では男性29%、女性37%、90歳を過ぎると男性の46%、女性の62%が認知症なのだ。[4] さらに、軽度の認知障害（MCI、後述）を加えると、90歳以上の男性の75%、女性の80%は何らかの認知障害をもっていることになる。男性よりも女性の方が多いが、これは世界共通の現象である。なぜかはわかっていない。

図7－1の縦軸（罹患率）、横軸（年齢）を対数変換すると、きれいな直線が得られる（図不提示）。すなわち、他の多くの病気と同じように、認知症もべき乗則にしたがい、その指数は、非常に大きく男性12・4、女性13・5である。認知症の死亡率も同じようにべき乗則にしたがう。つまり、認知症は年齢とともに急速に増加するのだ。調べた範囲で、認知症よりも大きい指数を持つのは老衰だけである。

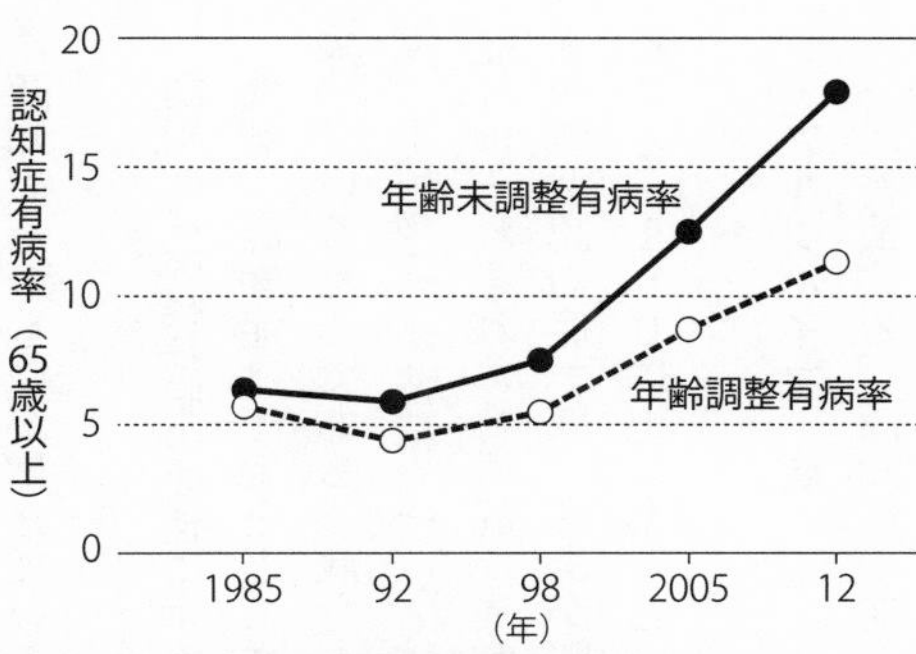

図7－2　福岡県久山町の認知症有病率推移(5)

認知症は年齢調整をしても増えている（○）のは、高齢化よりも速いスピードで認知症が増えていることを示している

認知症は高齢化のスピードを超えて増えている

認知症は高齢化の速度を超えて増えていることが、福岡県久山町の研究からわかった。[5] 図7－2は、1985年からの久山町の定点観測データである。高齢化の影響を調整しない「年齢未調整有病率」では、65歳以上人口の20％近くまで増加している。ところが、高齢者の増加を修正した「年齢調整有病率」でも認知症は増えている。年齢を調整すると減少しているがんとは対照的である（図4－2）。困ったこと

に認知症そのものが増えているのだ。

認知症は神経細胞の変性による病気

なぜ、認知症は年齢とともに増えるのか。それは、神経細胞が加齢によって変性し、機能を失っていくためである。歳をとると顔にしみが増えていくように、脳と神経細胞の中にも「しみ（不純物）」が蓄積していく。「アルツハイマー病」「レビー小体型認知症」「前頭側頭型認知症」はそれぞれに特徴的な異常なタンパク質が溜まることによる。「脳血管型認知症」「正常圧水頭症型認知症」は、酸素が脳に十分にいかなくなったりして、神経が傷めつけられるために起こる。１００以上もあるという認知症の中の代表的な5つの認知症を次に示す。

- **アルツハイマー病**：「アミロイド・ベータ」タンパクが「しみ」のように神経細胞の内外に蓄積する。認知症の60〜70％を占める認知症のプロトタイプ。後で述べる中核症状が顕著。
- **若年性アルツハイマー病**：65歳以下のアルツハイマー病。『明日の記憶』の主人公がその例（症例7-4）。進行が速い。
- **脳血管型認知症**：脳梗塞、脳出血などにより、神経細胞の機能が落ちることによる。認知症の10〜20％を占める。脳の障害部位によって症状が異なる。

・**レビー小体型認知症**：神経細胞のタンパク（alpha-synuclein）が変性することによる。パーキンソン病とも共通する神経細胞の変化である。幻視、レム睡眠障害などを伴う。横浜市立大学の小阪憲司によって1976年に発見された。認知症の4%を占める。

・**前頭側頭型認知症**：大脳の前頭葉や側頭葉の判断力、行動、感情の領域が障害を受けるため、社会的に問題を起こすことがある。以前は「ピック病」と呼ばれていた。全体の1〜2%を占める。ブルース・ウィリスはこのタイプの認知症である。

［コラム7－1］　アルツハイマーの生家

アルツハイマー（Alois Alzheimer：1864〜1915）が、後に彼の名で呼ばれることになる51歳の女性患者デター（Auguste Deter）を診察したのは、1901年11月25日であった。そのときのカルテが1996年にフランクフルトの精神科病院で発見された。患者との問診の内容は、ウィキペディア「Alois Alzheimer」のドイツ語版のみに記載されている。[6]

私はアルツハイマーの生まれた家に行ったことがある。ビュルツブルクで行われたシンポジウムに招待されたとき、そこからマイン川沿いに30キロ上流のマルクトブライト（Marktbreit）という小さな町に案内された。アルツハイマーが1864年に生まれた家は、それほど大きくなかった。家の一室には、単眼の古い顕微鏡があった。この顕微鏡で、彼はデターの脳のアミロイド・ベータを見たのだ。

3 認知症の中核症状と周辺症状

われわれは、驚くほど多くのことをマスターして生きていることに、あらためて気がつく。場所、日時、時間、方向を認知し、過去を記憶し、社会に適応し、人間関係もうまくこなす。テレビ、電話、掃除機、電子レンジ、スマホ、車などなどを使いこなさなければ、現代の社会を生きていられない。ところが、それができなくなるのが認知症なのである。長谷川和夫が、自らの経験から、認知症を「生活の障害」と言ったのはこのことだったのだ。

認知症の症状は、大きく中核症状と周辺症状に分けられる（図7－3）。中核症状は、大きく、次の3つである。

- **記憶障害**：単なる「もの忘れ」「ど忘れ」とは異なる。食事の内容ではなく、食事したこと自体の記憶がなくなる。物を紛失したとき、誰かにとられたと思い込む。ガスコンロの消し忘れは火災につながりかねないので、ＩＨコンロに替えた方がよい。
- **見当識障害**：今日が何月何日何曜日かがわからなくなる。外に出たとき、見慣れた風景がわからなくなり、迷子になる。『明日の記憶』の主人公は渋谷の街で突然方向を失い、会社に帰れなくなった。もっとも、コロナ禍で毎日家に閉じこもっていたとき、私も新聞かスマホを見ないと曜日がわからなくなった。

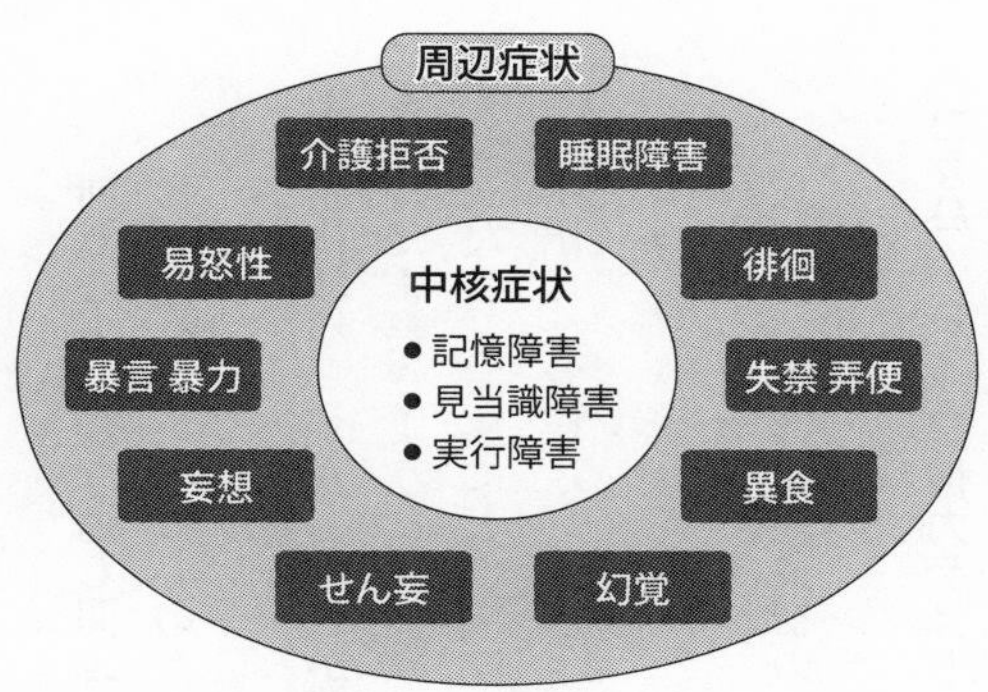

図7−3　認知症の中核症状と周辺症状

周辺症状には、「困った症状」が多い。『恍惚の人』の周辺症状は、徘徊、幻覚、異食、弄便、妄想、易怒性に及んだ(7)

・**実行障害**：何をするのも面倒になる。掃除は面倒くさい。料理もしたくない。リモコンが使えなくなる。電化製品を入れ替えると使えない。お金を払おうとしても、正確に小銭を数えることができないので、お札でおつりをもらうことになる。このため、財布は小銭でいっぱいになる。

われわれは、大事なことも大事でないことも記憶し、現在を生きている。それを次々に忘れてしまうのは悲しい。苦労して身につけた英語も忘れてしまう。少し前のことも忘れてしまうので、何回も同じことを聞き直すことになる。忘れた本人も悲しいのだ。自分がだんだん遠くなるような気がする。

同じこと　繰り返し問ふ　妻の日々　繰り返し答ふ　われの日々(にちにち)[8]　陽(みなみ)信孝

物を忘れ添いくる心のさみしさは私がだんだん遠くなること[1]　河野君江

中核症状はゆっくりと進むが、進行すると中核症状も深刻になり、だんだん困ることが多くなる。時たま会うような人の顔を忘れることから始まって、最後には家族の顔がわからなくなる。こうなると家族にとってはショックであろう。

名前が出てこない、ど忘れするなどは、歳をとれば誰にでもあることだ。認知症を心配する必要はない。

忘れたのではない最初の一字が出ないだけあの人あの人　えーとあの人[9]　永田和宏

［コラム7-2］　記憶力テスト

（1）自動車免許高齢者講習

75歳以上の高齢者の免許更新時には、記憶力のテストがある。4つに仕切ったパワーポイント画面が4回出てくる。その一つ一つの枠に、キリン、提灯、リンゴ、ヘリコプターのような関係のない絵が合計16描かれている。その後に、別の質問を挟んで、16の絵を思い出して書いてくださいといわれる。短期の記憶が悪いと認知症を疑われ、免許取り消しになりかねないので、必死に覚えたはずであるが、なかなか思い出せない。

しかし、簡単に記憶できる方法がある。まず、自分の家を頭の中に思い浮かべる。外を見るとキリンが歩いている。空にはヘリコプターが飛んでいる。台所にはリンゴがある。居間には提灯が下がっている。という具合に家のあちこちに、出題されたものを置いていくのだ。家の中を思い出せば、ヘリコプターのキリンもリンゴも提灯も思い出せるというわけである。私は、この方法で、100点満点（16／16）かそれに近い点数を取ってきた。

（2）「夕べ何食べた」

医師「昨日の夜、何を食べましたか？」

患者「おとといの残り物です」

医師「おとといは何を食べましたか？」

患者「コンビニの弁当です」

医師「私も同じです」

軽度認知障害

「軽度認知障害（ＭＣＩ：Mild Cognitive Impairment）」は、認知には問題があるものの、日常生活には問題がない程度の状態を指す。しかし、これが独立した疾患あるいは症候群であるのか、あるいは認知症に進む一段階なのか、正常に戻ることが可能なのか、まだデータは不十分である。診断基準もあいまいである。

困る「周辺症状」

問題は「周辺症状」である。認知症の「困った症状」の多くは「周辺症状」なのだ。図７－３に周辺症状の主なものを示した。徘徊して行方不明になる。怒鳴る。暴力を振るう。幻覚が現れる。失禁する。このような症状が出ると、認知症の人は「困った人」になってしまう。

警察庁の調査によると、２０２２年の全国の行方不明者のうち、認知症患者は全行方不明者の15％、１万８０００人強に上るという。[10] 認知症の有病者を６００万人とすると、行方不明者は０・３％に上る。その大部分（96・６％）は１週間以内に所在が確認できたが、死亡が確認された人は５００人弱（２・６％）であった。行方不明を知ったとき、家族の心配は想像して余りある。

『恍惚の人』

認知症がまだ「痴呆」と呼ばれていた１９７２年、有吉佐和子は『恍惚の人』を発表した。[11] 84歳の茂造は、妻の死が理解できず、一気にぼけが進行して徘徊するようになる。そして、次々に起こる周辺症状。

昭子は、異様な臭気に気付いて目を醒ました。なぜか悪臭が鼻でなく耳を貫いた実感があった。（……）茂造が四ツン這いになって蠢(うごめ)いている。（……）

「何をしてるの、お爺ちゃん」

声をかけて近づいた途端にぎょっとなった。

茂造は右掌をひろげて畳の目なりに（……）撫でていたが、その畳の上には黄金色の泥絵の具に似たものが塗りたてられていたのだ。

「弄便(ろうべん)」と言われるこの周辺症状は、介護者を一気に疲弊させる。

有吉佐和子は、中核症状をほとんど記載することなく、いきなり「困った症状」である周辺症状を詳しく書いた。人々は、認知症とはこんなひどい病気かと思い、恐れた。彼女は「痴呆症」への注意を喚起しようと思ったのかもしれない。その功績は認めるにしても、周辺症状のすさまじさから、認知症に対して強い偏見と誤解を植え付けたという点では、「困った本」である。

4　認知症の予防と治療

残念ながら、認知症には、がん、循環器病などとは違って、確実な予防法も治療法もなければ、病状が途中で軽快したり、治ることもない。世界中で研究を進めた結果、日本のエーザイとアメリカの会社の共同研究で薬が開発されたが、すでに認知症になっている人を治すことまではできない。以下、認知症の予防と治療について紹介しよう。

(1)　認知症の予防

『ランセット』誌は、特別な委員会を設置し、認知症予防に関するメタ解析を行っている。その2020年のまとめを図7-4に示した。特徴は認知症のリスク要因を若年期、中年期、老年期に分けて評価していることである。特に重要なリスク要因(4%以上)は、若いときの「低教育レベル」、中年期の「聴覚障害」、老年期の「喫煙」「うつ」「社会的孤立」である。聴力が落ちて、人とのコミュニケーションがうまくいかなくなったり、社会的に孤立したりすると、認知症になりやすいというのだ。しかし、リスクがわかっているのは40%に過ぎず、残りの60%はわからないという。認知症になるかどうかは、6割運任せの状態であると言ってもよいだろう。

（2）認知症の治療

齋藤正彦（症例7－2）が母親の診断を急がなかった理由のひとつに認知症に対する薬のないことを挙げていたように、[3]認知症に対して有効な薬はこれまでに知られていなかった。しかし、2023年7月になって、日本のエーザイとアメリカのバイオジェンが開発したレカネマブ（Lecanemab）が、アメリカの食品医薬品局（FDA）によってアルツハイマー病の薬として正式に承認された。日本でも2023年10月に承認された。発表された論文によると、1795人の初期認知症患者が参加し、投与群とプラセボ群に分けて18カ月追跡したところ、レカネマブ投与群では、27％に症状の改善と脳へのアミロイド・ベータ蓄積が減

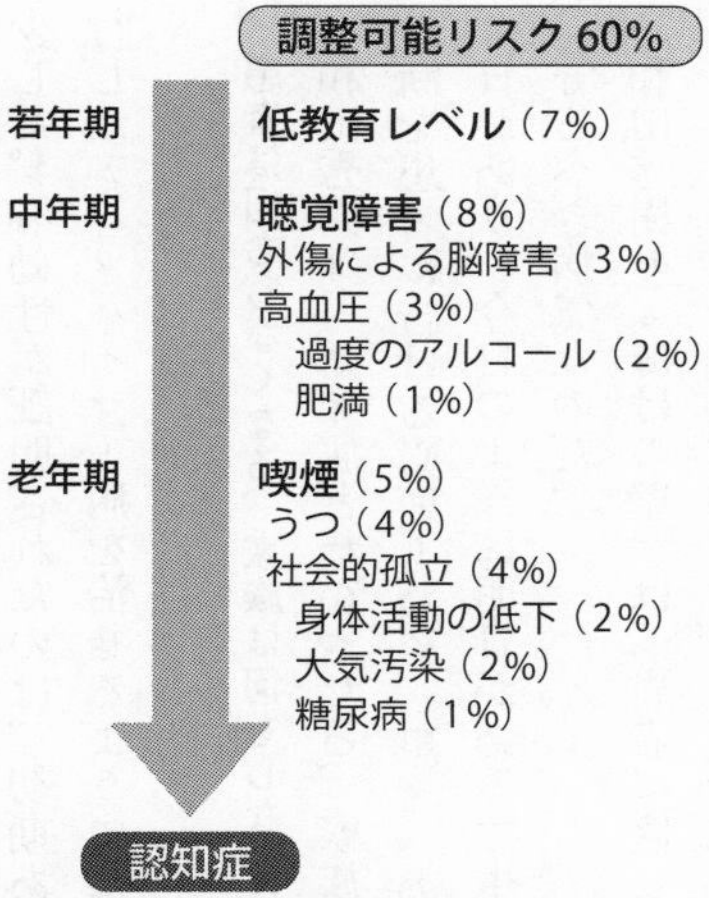

調整可能リスク 60%

若年期	**低教育レベル**（7%）
中年期	**聴覚障害**（8%） 外傷による脳障害（3%） 高血圧（3%） 過度のアルコール（2%） 肥満（1%）
老年期	**喫煙**（5%） うつ（4%） 社会的孤立（4%） 身体活動の低下（2%） 大気汚染（2%） 糖尿病（1%）

認知症

図7－4　認知症のリスク要因(12)

若いとき、中年のとき、老年期に分けて、リスクを評価している。５％以上の高いリスク要因は大きな字で記している（『ランセット』誌の図をわかりやすく改変）

少した。[13]有効性が証明されたのは、初期あるいは上述した軽度の認知障害のＭＣＩである。進行したアルツハイマー病を治せるようになるのはまだ先の話である。

患者は何もしなくなる、家族は何もしなくてもよい

和田秀樹は、認知症とわかったら、家族は「何もせずに、見守ること」だという。認知症の診断を患者に告げる必要もなく、患者への接し方も変えず、環境も変えずに、「昨日のように今日があり、今日のように明日がある」生活を変えないことが大事だという。認知症は静かに見守るべき病気なのだ。

和田秀樹の『ぼけの壁』は、患者に優しく、家族にも優しい本である。[14]ところが、同じ著者のベストセラー『80歳の壁』は、「優しすぎる」[15]。たとえば、健康「いろはカルタ」の「け」には、「血圧、血糖値は下げなくてよい」と書いてある。とてもすすめられない。

長谷川和夫が書いているように、認知症になったからといって、何もわからなくなった人になったわけではない。本当のやさしさは十分に通じあえるのだ。

ほんもののやさしさだけしか通じない妻の痴呆に励まされつつ[1]　内藤定一

5　認知症の進行

認知症はゆっくりと進行する病気である。しかも、自分でもいつ頃から記憶が落ちてきたかに気がつかず、周りの人にも気づかれることはない。最初は、中核症状のうちの記憶障害が中心であるが、見当識障害、行動障害が加わりながら、初期から中期へと進む。そうなると、生活への支障が出てくるし、本人も困りはじめる。中期の後半になると、自分のいる場所、時間などが分からなくなる。しばらく会っていない人が来ても誰だか分からない。１人で生活するのが、だんだん難しくなる。

中核症状から周辺症状へと進むわけではない。中核症状がさらに深化し、生活を困難にし、身体を衰弱させていくのが、認知症の進行の主流である。和田秀樹によると、認知症は、基本的に、「何もしなくなる病気」、「おとなしくなる病気」だという。[14] 周辺症状は、そのオプション（ありがたくないオプションだが）のようなものである。今後どのような問題症状が出るかは「神のみぞ知る」なので、徘徊したらどうしようなどと先回りして心配するのはやめて、「なってから考えればよい」のだという。[14] それに周辺症状は、薬などにより、ある程度鎮めることができる。

次章で述べる老衰は、加齢とともに身体の大事な機能が落ちてきて死に至る病態である。認知症も同じように理解することができる。加齢とともに、脳の中に老化物質が溜まり、記憶や認知などの脳の大事な機能が劣化してきたのだ。

認知症の末期になると、老衰の末期と同じように、介護が必要になる。入浴、歩行、食事も人に手伝ってもらうようになる。配偶者、子ども、孫の顔を忘れ、名前も思い出せない。会話

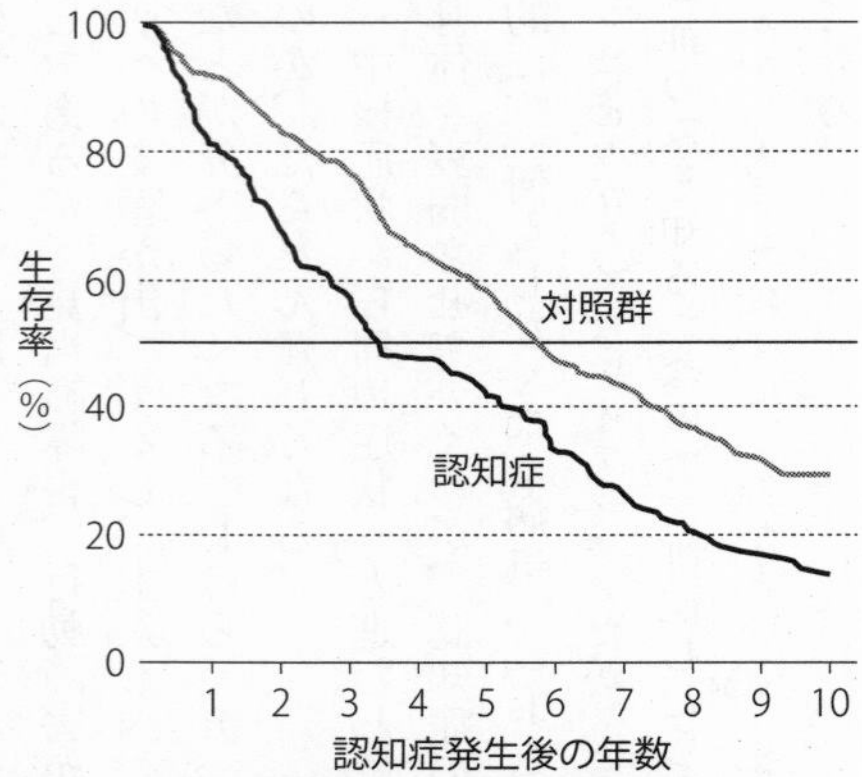

図7－5　久山町の認知症患者の追跡研究(16)

認知症患者は明らかに寿命が短い。中央値で2.5年は短い

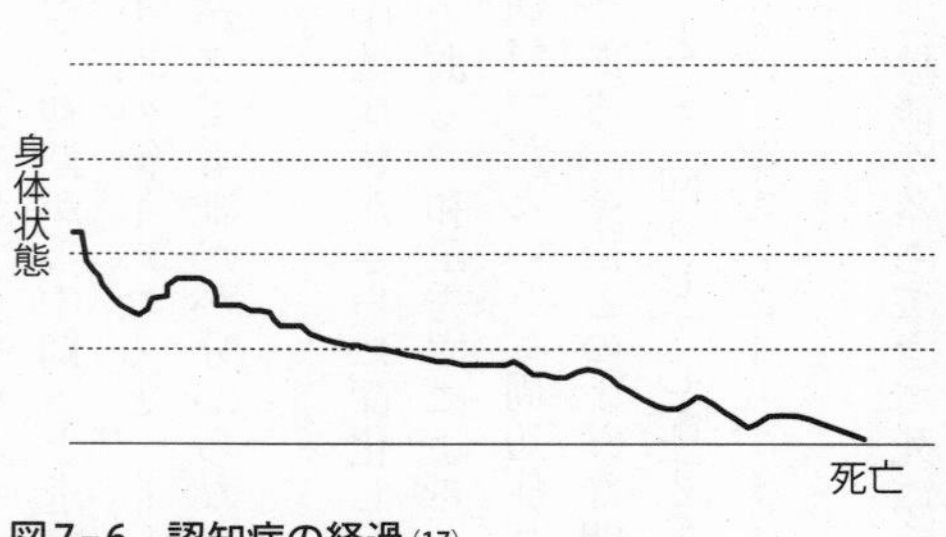

図7－6　認知症の経過(17)

生活能力は低いまま長い経過の後に死に至る

も成立しなくなる。嚥下機能が衰え、誤嚥性肺炎になる。全身が衰弱して死に至る。

九州大学が久山町の認知症患者828名を17年間追跡した調査によると、認知症でない人の10年間生存率が29・3％であったのに対し、アルツハイマー病患者は13・6％と非常に低かった[16]（図7－5）。50％生存率では認知症患者は認知症でない人よりも2年半は寿命が短い。

和田によると、認知症は、「穏やかな最期を迎えるための適応現象」であり、人が晩年、認知症になるのは、「人体に備わった究極の終活機能」のように思えるという。

がん（図4－6）と心臓病（図5－2）の経過を模式図で示したマーレィは、認知症についても、同じように図でわかりやすく説明している。[17] 図7－6に見るように、「低空飛行」で最期を迎えることになる。認知症が「生活の限界」であるとすれば、「寿命の限界」である老衰と同じように「自然の死」を迎えることになるのだ。

6　われわれは認知症を受け入れざるを得ない

『恍惚の人』から50年たった現在、認知症は普通の病気になった。人々は、認知症を隠そうとしなくなった。年賀状に配偶者の認知症を書いてきた人が何人かいた（私は書かなかったが）。私の医学部の同級生、WHO時代の親友の中にも認知症が何人もいる。彼ら、彼女らと昔のように話ができなくなったのは悲しいが、年をとった以上仕方がないかなと思う。いつ自分がなるのかわからないのだ。われわれは、認知症を受け入れざるを得ない。

第8章　老衰死、自然な死

老いてこゝに斯く在る不思議唯涼し[1]　高浜虚子

よき炭のよき灰になるあはれさよ[1]　同

春の山屍をうめて空しかり[1]　同

高浜虚子（1874〜1959）の77歳から85歳までの句を集めた遺句集『七百五十句』から。短歌と違い、具体性が揮発した俳句は、老いて死に近づく作者の心情が象徴的かつ比喩的に表現されている。

1　症　例

症例8-1・芦花ホームの症例

中村イトさん（93）は、東京都世田谷区立特別養護老人ホーム「芦花ホーム」に入って3年になる。[2] 最近、イトさんは食事の量が減って残すことが多くなった。さらに食事の途中で眠ってしまうこともあった。彼女は何度か誤嚥性肺炎を起こしており、食事はゆっくりと食べやすいようにミキサーにかけて、スタッフの介護を受けながら食べている。ホームの入所者の90%は認知症だという。イトさんもそのひとりだった。

施設の常勤医である石飛幸三[3]医師はもともと外科医、この施設で「自然な看取り」に取り組み、たくさんの本も出している。石飛医師は、イトさんに最期が近づいているのではと考え、家族と相談した。家族は、病院に転院させて食事をとれるようにするという選択肢も考えていた。石飛医師は、病院では胃ろうなどの方法で延命治療を行うことになるでしょう、食事が減って来た人にそのような方法で延命治療を行っても苦しむばかりです、と説明した。結局、イトさんは、自然な形で最期の日々をホームで過ごすことになった。

食事は一番食べやすい介護用のゼリーに代わった。しかし、１００キロカロリーの小さなゼリーも飲み込めないようになり、さらにそのまま眠ってしまうこともあった。食べられなくても、本人は辛そうにも苦しそうにもしていなかった。このように自然な形で日々を過ごすのがよいのかなと、家族も思った。

ある日、イトさんの呼吸の様子に変化が見られた。肩を使って大きく息を吸い込むようになり、さらに下顎を使ってあえぐような呼吸になった。しかし、彼女には苦痛の表情はなかった。施設では人工呼吸器や、酸素マスクも使わずに静かに見守ることにしている。聞こえていると思いますので、声をかけてあげてください、と医師から家族に助言があった。その日の夕刻、イトさんは苦しむことなく、静かにそのときを迎えた。本人にとっても、家族にとっても、それは穏やかな時間であった。

石飛医師は、「老衰」と死亡診断書に書いた。「イトさんの死因は特有な病気によるものではありません。自然に命を終えたのです。食べられなくなり、最期は火が消えるように静かに命を終えるのが老衰死です」と説明した。

イトさんの最期は、2015年9月放映のNHKスペシャル『老衰死――穏やかな最期を迎えるには』の中で取り上げられた。「死」を議論するのがタブー視されているようなメディアの世界にあって、老人ホームでカメラをまわし、死にゆく人とその家族を映し、死と終末期治療について問題提起をするという、野心的な番組であった。舞台裏も含めて、その内容は本として出版されている。[2]

症例8-2・フィリップ殿下とエリザベス女王

イギリス王室のフィリップ殿下は2021年4月9日に99歳で、エリザベス女王はその1年5カ月後の2022年9月8日に96歳で亡くなられた。[4,5] 2022年のイギリスの平均寿命は男性79・0歳、女性82・9歳なので、2人ともかなりの長寿である。死亡原因は2人とも「高齢(Old Age)」と発表された。Old Age は、ICD-11に Senility の代わりに入った死因であるが、高齢だけでは死なないという理由で、Garbage code 扱いされていることには変わりない。

日本のメディアはいずれの場合も「老衰」として報じた。驚いたことに、イギリス王室は女王の死亡診断書を開示した（図8-1）。

『ザ・インデペンデント』紙によると、フィリップ殿下は、死亡する前に入院していたというが、王室は「単なる高齢」による死亡と発表した。[4] その記事から、意外というようなニュアン

Extract of an entry in a REGISTER of DEATHS　DG 10789978

(Section 37(2) of the Registration of Births, Deaths and Marriages (Scotland) Act 1965)

DEATH Registered in the district of Aberdeenshire	District No. 332	Year 2022	Entry No. 819

1. Forename(s): Elizabeth Alexandra Mary
Surname(s): Windsor
2. Sex: F
3. Occupation: Her Majesty The Queen
4. Date of birth: Year 1926　Month 4　Day 21
5. Age: 96 years
6. Marital or civil partnership status: Widowed
7. When died: 2022 September Eighth 1510 hours
8. Where died: Balmoral Castle, Ballater, AB35 5TB
9. Usual residence (if different from 8 above): Windsor Castle, Windsor, SL4 1NJ
10. Cause of death I (a) Old Age
(b)
(c)
(d)
II
Certifying registered medical practitioner: Douglas James Allan Glass
11. Forename(s), surname(s) and occupation of spouse(s) or civil partner(s): His Royal Highness The Prince Philip, Duke of Edinburgh
12. Forename(s), surname(s) and occupation of father/parent: Albert Frederick Arthur George Windsor King George VI (deceased)
13. Forename(s), surname(s) and occupation of mother/parent: Elizabeth Angela Marguerite Bowes-Lyon (ms) or Windsor Queen Elizabeth The Queen Mother (deceased)
14. Signature of informant, how qualified to give information and address: (Signed) Anne (Transcribed)　HRH The Princess Royal, Daughter
Gatcombe Park Minchinhampton Stroud GL6 9AT
15. When registered: Year 2022　Month 9　Day 16
16. (Signed) Lynne Driver　Registrar
17.
18.

Extracted from the Register of Deaths
on Twentysixth September 2022　Registrar

The above particulars incorporate any subsequent corrections or amendments to the original entry made with the authority of the Registrar General.

Warning
It is an offence under section 53(3) of the Registration of Births, Deaths and Marriages (Scotland) Act 1965 for any person to pass as genuine any copy or reproduction of this extract which has not been made by a district registrar or assistant registrar and authenticated by his signature. This includes any photocopy made by any other person.
Any person who falsifies or forges any of the particulars on this extract or knowingly uses, gives or sends as genuine any false or forged extract is liable to prosecution under section 53(1) of the said Act.

10. Cause of death I (a) Old Age

図8-1　エリザベス女王死亡診断書(5)

職業は女王陛下（Her Majesty The Queen）、死因は「Old Age」と記載されている（丸で囲んだ部分）

スが伝わってくる。エリザベス女王は亡くなる2日前に、少女のように目を輝かせて、新任のトラス首相を認証している。「老」ではあるが、「衰」とは思えない。

『ザ・テレグラム』紙は、「Old Age」という死因が受け入れられるのは、80歳以上の患者を医師が長い間診ていたときだという。[6]とすれば、日本の老衰に近い診断がイギリスでも受け入れられていることになる。しかし、それは、王室だけに限られているのであろうか。今後、お2人の死をきっかけに、イギリスでも「Old Age」による死亡が増えていくかどうかを注目したい。

私は理想的な死とは女王のような死に方ではないかと思えた。女王は、96歳まで元気に公務をこなし、「平穏に(Peacefully)」生涯を閉じた。その日、バッキンガム宮殿の空には虹が弧を描いた。

症例8-3・バート・バカラック

2023年2月に亡くなったアメリカの作曲家、バート・バカラック(Burt Bacharach:1928~2023)は日本では「老衰」と報じられた。アメリカでも老衰と診断することがあるのかと思い、アメリカの新聞で確認したところ、病死(Natural cause of death)の誤訳であることがわかった。「自然死因」は、自殺、他殺、事故死など外因による死ではなく、病死という意味である。[7]日本では、老衰死を「自然死」ということが多いための混乱であった。

2　老衰死を知る

老衰死は9人に1人

新聞の死亡欄を見ていると、老衰による死亡が非常に多いのに気がつく。ノーベル文学賞受賞者の大江健三郎も88歳で老衰により亡くなった。第二次世界大戦後の日本のワースト4の死因の推移（第1章図1-2、9ページ）に見るように、老衰死は2005年ごろから急速に増加し、2010年代の後半には、脳血管疾患を抜いて第3位になった。[8]

2023年の老衰死の実数を示そう。[9]

- 老衰死者数：18万9912人
- 人口10万人あたり死亡率：156・7人
- 全死亡に占める割合：12・1%
- 死因ランキング：女性2位、男女および男性3位（順位は、がん、心疾患、老衰、脳血管疾患、肺炎、誤嚥性肺炎）

驚くような数字である。日本人の9人に1人が老衰で死んでいるのだ。

肺炎の死亡が2018年から急速に減少していることから、肺炎と老衰のトレードオフを考えた。しかし、肺炎の減少は2017年に誤嚥性肺炎（コラム8-1）が死因簡単分類表の肺炎から独立したためであることがわかった。

老衰死は指数関数的に増加

一体何歳くらいの人が老衰死と診断されているのであろうか。2022年の年齢別の老衰死の分布は次のようになる。[8]

- 70歳代：3・3％
- 80歳代：28・2％
- 90歳代：58・2％
- 100歳以上：10・1％

老衰死の96・5％は80歳以上であることがわかる。老衰死が苦痛のない自然な死であるにしても、そのためには少なくとも80年以上は生きていなければならないことになる。

死亡率が年齢によって上昇するグラフの縦軸横軸をともに対数化すると、きれいな急勾配の直線になる。このことは、老衰死がべき乗則にしたがうことを意味する。その指数は17・9で

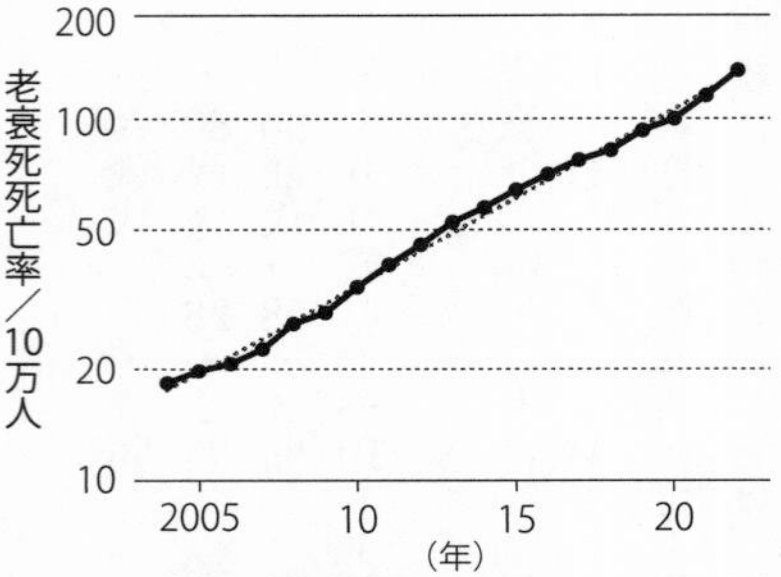

図8-2　老衰死は指数関数的に増えている
2004年から2022年の老衰死者数を対数化すると直線になる

あり、がん、心疾患と比べるとはるかに大きい（表3-1参照）。この数字も老衰が高齢になると急速に増えることを示している。

2004年からの老衰死の増加カーブの縦軸のみを対数化するときれいな直線が得られる（図8-2）。このことは、老衰死が指数関数的に増加していることを意味する。老衰のような、感染症でもない死因が指数関数的に増加するのは、はっきり言って異常である。

老衰死の診断

老衰による死亡の一番の問題は、その診断にある。年をとって弱ってきたとしても、それを客観的に診断し、老衰で亡くなったという証拠はあるのであろうか。厚労省の「死亡診断書（死亡検案書）記入マニュアル」には、次のように記載されている。[10]

死因としての「老衰」は、高齢者で他に記載すべき死亡の原因がない、いわゆる自然死の場合のみに用います。ただし、老衰から他の病態を併発して死亡した場合は、医学的因果関係に従って記入することになります。

この診断基準は基本的に理解できるが、問題は除外診断であることだ。「他に診断すべき死亡の原因がない」というのは、どこまで詳しく調べるかによって判断が違ってくることになる。原因が発見されたとしても、死因としてどの程度のウェイトがあったかとなると、後半の「医学的因果関係」で考えなければならないことになる。老衰の診断は、厚労省のマニュアルにしたがったとしても、難しいことがわかる。老衰に対して除外診断ではなく、前向きな診断基準を作らない限り、問題は残るであろう。

急性期病院の医師にとって、老衰と診断すると病気を見落としていたことにもなりかねないので、老衰と書くのには抵抗があるに違いない。一方、自宅や老人施設で亡くなったときには、終末期の治療は最小限にして、自然に亡くなるので、老衰という診断にはそれほど抵抗がないであろう。

老人の総合的研究を行っている東京都健康長寿医療センターは百寿者（100歳以上の高齢者）42人を解剖した結果を発表している。[11] 解剖した人のすべてに敗血症、肺炎、心不全などの何らかの疾患があった。がんも16例に見つかった。このような病気で死亡したとすれば、老衰は1例もないことになる。実際、この論文は老衰による死亡という診断に反対している。

しかし、そのような病変の大元には、老化による衰弱があったと考えれば、42人のうちのかなりの人は、「老衰による死亡」になるはずである。実際、がんが見つかった16例の患者はがんで死んだわけではないと書いてある。

高齢者の病態

老衰は後述するように日本でしか認定されていないが、高齢者の病態として、次の3つの用語が国際的にも国内的にも広く使われている。

フレイル（Frail）

老化により、様々な生理機能がおち、体力が落ちてくることをいう（なお、日本で名詞として使われている frail は形容詞である。名詞は frailty）。フレイル状態になると、体重が減少し、体力が落ち、転びやすく、様々なリスクに対する抵抗性がなくなる。老人が熱中症になりやすく、コロナ感染による死亡リスクが高いのも、フレイルのひとつの表れである。フレイルになると要介護認定が高くなる。フレイルは日本語で言えば「老化による虚弱」「老衰」にあたる。私は、日本語の老衰の英語名として Elderly frailty を提唱している（後述）。

サルコペニア（Sarcopenia）

サルコペニアは老化に伴う筋力の低下のことである。同じような意味で、骨粗しょう症は老化に伴う骨の脆弱性である。このふたつは、転倒から骨折という結果を招くことになり、老人の生活の質を大きく損なうことになる（コラム８－２）。筋合成に関わるサイトカイン、骨の生成に関わるホルモンがその背景にある。

カヘキシー（消耗症候群、悪液質）

がん、心不全、慢性閉塞性肺疾患（ＣＯＰＤ）、慢性腎疾患、エイズなどの感染症でも、終末期は著しい体重減少、筋肉の消耗を伴う。がんの場合カヘキシー（Cachexy、悪液質）と呼ばれている。がん細胞が何か毒性物質を分泌すると考えられていたが、今では炎症性サイトカインによる、一種の「サイトカインの嵐」症候群と考えられている。[12] 食べられなくなり、痩せてくるのは多くの疾患に共通した終末期の症状である。

３　なぜ老衰死が増えたのか

なぜ、２０００年代になって、老衰死が急に増えたのであろうか。感染症でもない病気が指数関数的に増加するなどありえない。何か制度的な理由があったに違いない。

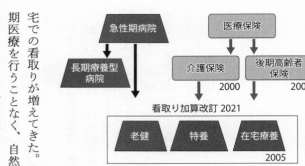

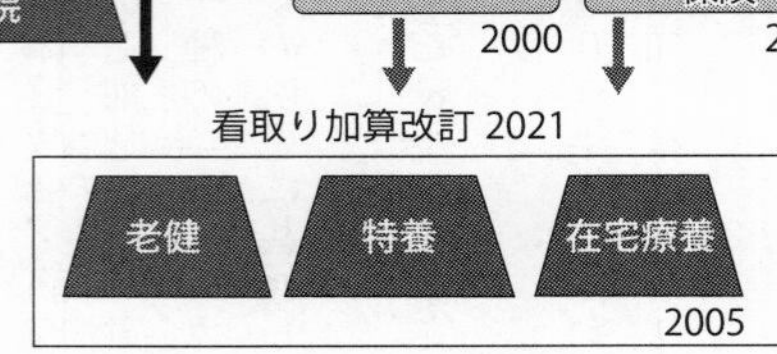

図8−3　2000年から始まった介護制度の整備
医療システム、介護保険システムの整備に伴い、高齢者対象の老人施設、在宅医療などが整えられ、病院以外の看取りを可能にした（著者原図）

介護保険と介護施設の整備

一つの背景は、介護保険である。図8－3は、2000年から始まった医療システム改革の模式図である。まず、2000年に公的な社会保障制度として「介護保険」が始まった。40歳以上の国民が介護保険料を負担し、原則65歳以上で介護が必要な人が介護サービスを受けることができるようになった。

2005年には、「介護老人保健施設（老健）」「特別養護老人ホーム（特養）」が作られ、訪問介護（在宅サービス）など、介護制度が整えられた（高齢者施設については次章で述べる）。医療保険から高齢者を切り離した「後期高齢者保険」が2008年から始まった。

介護制度の支援により、2000年代に入ると自宅での看取りが増えてきた。また、終末期医療の考え方が変わり、胃ろうのような過剰な終末期医療を行うことなく、自然に看取るようになってきた。つまり、「自然の死」が受け入れられるようになり、結果として「老衰」という診断が増えてきた。

その一方、80歳以上の高齢者が亡くなったとき、他の病気の存在、死亡の因果関係を深く検討することなく、老衰という診断名を安易につけるような傾向があるのではないかと思う。老衰死の再評価が必要であろう。

介護保険を中心とする一連の厚労省の政策は、終末期医療を急性期医療から切り離し、財政的にもより負担の少ない方向へと誘導している。その結果が、老衰死の増加である。私は、このような政策を問題視しているわけではない。むしろ、寿命に達した高齢者を、自然で平穏な死へと導くという点では、大きく評価されるべきと考えている。

老衰死は本人にも社会にも優しい

中村イトさんの症例8－1からもわかるように、最近は老衰になると積極的に終末期の治療を行わない。終末期治療を積極的に行えば、当然医療費は嵩んでくるので、老衰死が医療費負担を軽減するであろうことは想像できる。日本経済新聞は、「3大死因と医療費の地域格差」という優れた調査分析報告の中で、そのことを証明した。[13]

全国の人口20万人以上の130市区の老衰死の割合と高齢者医療費の関係を調べたところ、両者の間に逆相関のあることがわかった（図8－4）。男性の場合、神奈川県茅ヶ崎市は老衰死が一番多く、全国平均を100とすると210・2、一方、少ないのは大阪の4市（茨木、寝屋川、枚方、吹田）であった。最大と最小の格差は6・8倍もある。茅ヶ崎市は予防にも力を入れた結果、がんと脳梗塞による死亡が全国平均よりも1割、心筋梗塞は3〜4割少ない。後期高齢者の1人あたり医療費で見ると、国平均の93万円よりも15%少ない79万円であった。もし、全国が茅ヶ崎市と同等の医療費ならば、国全体では2兆3000億円の医療費を節約できることになる。老衰死は、患者本人にも優しく、社会・経済にも優しいのだ。

この調査を行った日本経済新聞の前村聡記者によると、老衰死の少ない自治体は、医療保険と介護保険の連携がうまくいっていないところが多いという。

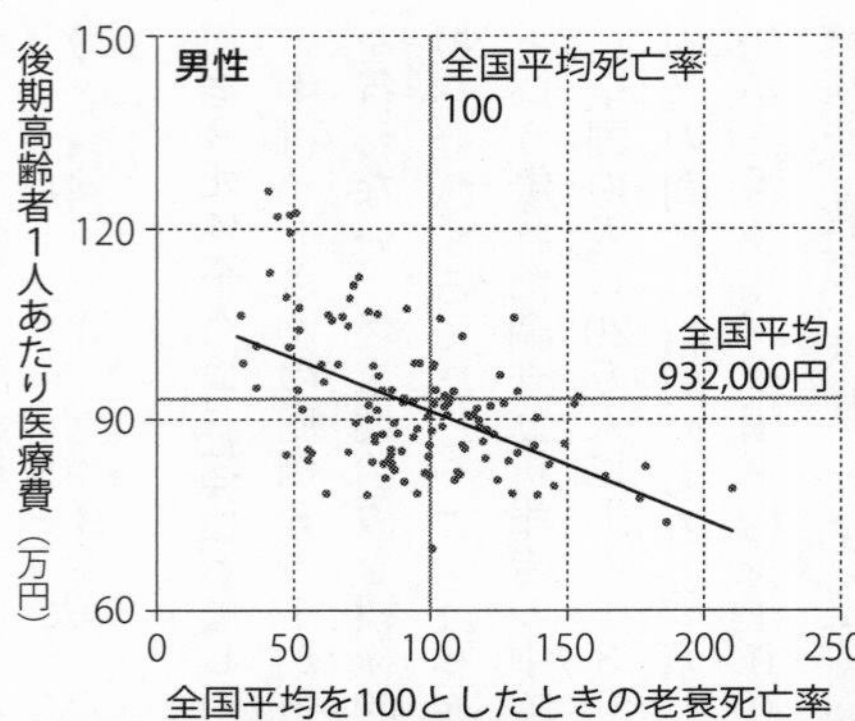

図8-4　老衰死亡率と後期高齢者医療費の相関

点は130の市区を示す(13)。医療費、老衰死亡率とも市区間の差は大きいが、全体としては、老衰死が多ければ医療費が少なくなる傾向は明らかである。女性も男性と同じ傾向なので省略

4　なぜ老衰死は世界で全く認められていないのか

老衰による死亡は、日本では死因ランキング3位、メジャーの死亡原因になっているのに、世界では老衰死は全く認められていない。日本人はこの事実を聞くと、例外なしに驚く。なぜ

日本以外の国に老衰はないのだろうか。

病死と事故死

死亡原因の書き方はＷＨＯが決めている。死亡を含む診断書に書いてよいのは、ＷＨＯによる国際疾病分類（International Classification of Diseases, ＩＣＤ）という、いわば病気のカタログに載っている病名、およそ７万件から選ばなければならない。そのうち、ＷＨＯが認めている死亡原因は、病死と事故死だけである[14]。すなわち、

①病死：　Death due to diseases（ＩＣＤ－10　１〜17章に記載）
②事故死：Death due to accidents（ＩＣＤ－10　19〜20章に記載）

老衰は、ＩＣＤ－10の第18章「症状、徴候および異常臨床所見・異常検査所見で他に分類されないもの」のなかにＲ54というコード番号をつけられ、ひっそりとリストされている。つまり「その他」扱いなのだ。ＷＨＯは、Ｒ54を「不明瞭な（Ill-defined）死因」として認めていない。権威あるふたつの機関、Our World in Data（オックスフォード大学）とＩＨＭＥ（Institute of Health Metrics and Evaluation、シアトル市）は、18章のＲ00〜Ｒ99を「ゴミ箱入りのコード（Garbage code）」なので、死因としては使ってはいけないとはっきり書いている（should not or cannot be considered)[15,16]。「ゴミ箱」とはひどいではないか。これでは、大江健三郎（２０２３年2月に老衰で死亡）は浮かばれないであろう。

さらにひどいのは、オックスフォード大もＩＨＭＥも、日本の死因リストの老衰の項目を認知症あるいはアルツハイマー病と間違って書いていることだ[17,18]。Ｒ54の老衰には、老人性精神病は含まないと明示しているのにもかかわらずの間違いである。その上、オックスフォードは4位、5位の死因も間違えている。厚労省は正式に訂正を申し入れるべきである。

「老」＋「衰」

老衰を死亡原因として認めていないＷＨＯにも言い分があるはずだ。第一に老衰にははっきりとした診断基準がないことである。上述の厚労省の基準も除外診断、つまり他の病気がないとわかったときに老衰と診断できることである。それに、高齢だけでは死なないのも確かである。

第二の理由は、英語のSenilityにあるのではなかろうか。Senilityは、日本語に直せば「高齢」であるが、ニュアンスとしては「もうろく」に近く、普通の文脈では不快に思われるような言葉であるという（offensive in general contexts）[19]。ところが、日本語の「老衰」は、「老」＋「衰」、英語に直せば、Elderly frailtyという意味になる。高齢だけではなく、肉体的にも精神的にも弱ってきていることを指す。それに、古来、日本では、長生きは「寿」だった。「天寿」、

「天命」という言葉は、「天の意志」による寿命というおめでたい意味がある。これが日本で老衰が広く受け入れられた理由のひとつではなかろうかと、鹿児島大学の藤村憲治は指摘した。[20]

なお、中国では「衰老」というが、中国と韓国の死亡統計には「衰老による死亡」は記載されていない。[21]

見逃されてきた寿命死

老衰死を考えているうちに、私は、本質的な死亡原因が見落とされているのに気がついた。それは、寿命に到達したために死ぬ、第三の死亡原因である。すなわち、

③寿命死：Death due to age-limit of longevity

生物にはそれぞれ固有の寿命がある。なぜ、生物は寿命に到達すると死ぬのか。「寿命死」のなかには老衰死が含まれるであろう。もっとも本質的な問題である「寿命死」が見逃されてきたのだ。これについては、最後に、終章「人はなぜ死ぬのか」で考察することにする。

高齢になり、身体が衰弱してくると、さまざまな不都合なことが起こる。その代表が、誤嚥性肺炎と骨折である。老衰とは別なテーマであるので、コラムとして書くことにする。

[コラム8―1] 誤嚥性肺炎はなぜ高齢者に多いのか

症例8―4・誤嚥性肺炎による死亡

イラストレーターの永沢まことは、開成中学高校の新聞部以来74年にわたる私の親友である。永沢が先生の似顔絵を描き、私は記事を書いた。大学を卒業してからも彼はイラストレーターとして活躍し、私の何冊かの本にもイラストを描いてくれた。2020年頃、彼はリウマチを患い、指が思うように動かなくなっていたが、無理を言って『知的文章術入門』にイラストを描いてもらった。[22] それが彼のイラストの最後となった。彼の描いた入院生活のイラストは看護師さんたちの評判になった。

彼は予断を許さない状態になった。リウマチによる器質化肺炎を併発し、さらに誤嚥性肺炎が加わった。亡くなる3日前に彼を見舞ったが、苦しい苦しいという彼の手を握るほかになかった。私と1日違いの誕生日を楽しみにしていた彼はその1日前に86歳で亡くなった。

誤嚥性肺炎は死因の第6位

老衰患者には、誤嚥性肺炎が多い。誤嚥性肺炎（Aspiration pneumonia）による死亡者は年間5万人、死因ランキングの第6位である（2021年）。誤嚥性肺炎は、本来食道に入るべき食べ物、飲み物が誤って気管に入ることによって起こる肺炎である。普通はそのような間違いは起こらないのだが、歳をとって飲み込みの反射が弱くなったり、むせて外に出すだけの体力がなくなると、誤嚥してしまう。特に老衰のように体力の弱った老人にとって、誤嚥性肺炎は非常に危険である。寝ている間に唾液を吸い込むこともある。このため、肺炎を防ぐために重要なのは、口腔内ケアにより口の中をきれいにすることである。東北大の報告によれば、毎食後歯磨きをして、歯科医による検診を行うことにより、介護施設の肺炎は半減した。[23]さらに、高齢者は5年に一度無料で行われる肺炎球菌ワクチンも誤嚥性肺炎を含めた肺炎予防に有効である。胃ろうを設置すれば、誤嚥はなくなると思うかもしれないが、肺炎の予防にならないことが欧米から報告されている。[24]どうしたら誤嚥を防げるか。ひとつは喉の力を強くすることである。もうひとつは、急いで吸い込むように食べないことである。食糧難時代に育った私は、何でも急いでかき込む癖があり、内科医の娘からいつも注意されている。

なぜ誤嚥するのか

ものを飲み込むような基本的な動作をなぜ間違うのだろうか。その理由は人体の無理な設計にある（図8－5）。空気は鼻から入り、食べ物は口から入る。言葉は口から発する。

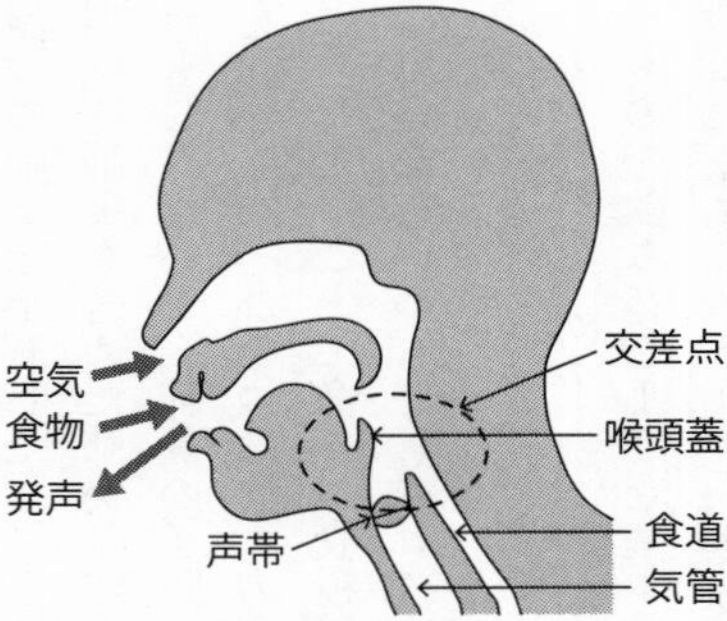

交差点
空気
食物
発声
喉頭蓋
声帯
食道
気管

図8−5　誤嚥性肺炎はなぜ起こるのか
誤嚥性肺炎は、食物と空気の通路が交差する喉で、食物が気管に入るのを防ぐ信号がうまく働かないことによって起こる（著者原図）

空気と食べ物は喉にある交差点で分かれ、空気は体の前にある気管を経て肺に、食べ物は後ろ側にある食道を通って胃に行く。食道に空気が入ってもゲップが出るだけで命に別状はないが、食べ物、液体が肺に入ってしまうと誤嚥性肺炎になる。

なぜ誤嚥は起こるのか。気管と食道の交差点には、気管の入り口に蓋をする喉頭蓋がある。いわば、赤信号で気管に食物が行かないように、入り口に蓋をするのだ。歳をとると、この赤信号の感度が悪くなり、さらにむせて吐き出す力も弱まり、誤嚥性肺炎になるというわけである。

ところが、赤ちゃんはおっぱいを飲みながら呼吸ができる。「肩で息をしながら乳を飲む子……」という短歌が新聞に投稿されていたのを思い出した。

なぜ、赤ん坊はこんなことが可能なのだろうか。新生児の気管の入り口は食道の入り口よりも高くなっており、乳は気管の周りを回るようにして食道に入るので、むせることがないのだ。その代わり、肺からの空気は口腔内には行かないので、言葉とならない（喃(なん)

語）。喉頭が低くなり、声帯を通った空気が口腔内に入るようになると、複雑な音が出せるようになる。つまり、誤嚥性肺炎は、話せることとのトレードオフだったのだ。

［コラム８－２］骨折

高齢になると、筋肉が落ち、骨はもろくなる。特に骨粗しょう症になりやすい女性にとって、骨折は生活の質（ときには命）に大きく影響する重大な「合併症」である。そのことはよく知っていたが、骨折、それも信じられないような重症の骨折が一番の身内に起こるなど予想もできなかった。

症例８－５・大腿骨頸頭部骨折

私の妻は、コロナ禍と時を同じくして、タウ・オ・パチーという進行の遅い認知症になった。記憶力に問題はあったものの、それなりに２人で平和に暮らしていた。高校生の頃はソフトボールの選手であったし、当時としては体格のよい彼女が骨折するなど、家族は余り考えていなかった。彼女が、91歳のとき、タクシーに乗る際、縁石につまずいて転び、大腿骨骨頸頭部を骨折した。メタルの骨頭で置き換える手術を受け、さらにリハビリ病院でリハビリを受けた。まだ車椅子が必要な状態で、介護付き高齢者ホームに入所し、介護を受けながらリハビリを続け、ようやく車椅子を卒業することができたところであった。これで安心と思った。ところが、夜間に起きて転倒し、同じ骨折部をまた骨折したのである。今度は最初の骨折以上に重症であった。骨折直後の2日間は意識がなく、私は最期を覚悟したほどであった。転倒前後の貧血の程度から計算したところ、840mlもの出血量であった。輸血により、少しずつ意識が戻ってきた。ところが、退院の4日前にレントゲンを撮ったところ、骨折部位がさらに広がり、「く」の字に折れ、骨端は皮膚を突き破りかねない状態にまでなっていた。写真を見た私は余りのひどさに驚いた。

対応方法については整形外科のなかでも、手術か温存かで意見が分かれたという。われわれは、さまざまな要因を考慮し検討した結果、幸い痛みもなく、本人も落ち着いているので、侵襲の高い手術ではなく、そのまま装具で保護し、車椅子で生活することとした。何年か後、骨が突き出てきたら足の切断も覚悟しなければならないだろう。現在、介護施設に入所中である。

介護施設は身体拘束を徹底して排除

今回の事件で、高齢者ホームは、決して安全、安心の場所ではないことを、骨身に沁みて知ることとなった。どんなに見かけが立派であっても、安全という点では大きな問題があるのだ。第一に夜間の救急対応ができていない。大事故、大出血であったのに8時間も救急車を呼ばずに放置された。これは夜間担当者のトレーニング不足と危機意識の欠如のためである。第二に、入所者にとってもっとも大事な安全対策を「身体拘束」として徹底して排除しているからである。介護老人福祉施設基準第11条第4項に次のように記載されている。

「……身体的拘束その他入所者の行動を制限する「身体的拘束等」を行ってはならず……」

私と長女（医師）は、入所前に、繰り返して安全対策について施設に質問し、対策を依頼した。ベッドの脇に勝手に下りられないよう、病院と同じ保護柵をおくこと、夜間ベッドから下りたときに分かるように、センサー付きのシートをベッドの下に置くよう頼んだが、聞いてもらえなかった。24時間見守りするのでご安心下さいという説明だけであった。上記の施設基準には、「生命又は身体を保護するため緊急やむを得ない場合を除き」と付記されているのに、その手続きを取ろうとしてくれなかった。

「身体拘束」はベッドだけではない。車椅子の安全のためのシートベルト、衣服を勝手に脱ぐのを防止する介護衣、点滴を抜くのを防ぐミトンの着用など、すべて「身体拘束」として禁じられている。

私は、若い頃、精神科病院で当直をしていたことがあったが、その頃の「身体拘束」は確かにひどいものであった。しかし、上に述べたような措置は、「拘束」と言うより「安全策」である。車のシートベルトは疑いなく「身体拘束」であるが、もっとも有効な「安全策」として、法律で着用が義務化されている。

私の妻のような悲劇を二度と起こさないためにも、上記の施設基準は次のように書き改めるべきである。

「入所者の安全のために必要な場合は、医療関係者（医師、看護師、介護士など）の了承と入所者および家族の了解の下に、行動制限を含む必要な安全策を講ずることが出来る。」

女性の8人に1人、男性の22人に1人が骨折

介護施設が少なくとも高齢者の転倒と骨折に関して安全でないことは、鈴川芽久美らによる施設利用者の大規模調査によって明らかになっている。[25] 8335人を調べた結果、1年間の転倒率は25・3%。男女間では、転倒率はほとんど差がなかったが、骨折率は男性4・5%に対して、女性12・2%、女性の方が2・5倍も高かった。介護度では、ある程度動けるような要介護度3から4がもっとも多かった。入所者の4人に1人が1年に1回転倒し、女性の8人に1人、男性の22人に1人が毎年骨折しているのだ。介護施設こそ転倒、骨折対策を真剣に考えねばならない。「拘束」しないという「除外的な対策」から、安全策を取り入れる「前向きな対策」に変更すべく、介護関係者は厚労省に声を上げてほしい。

さらに、今回の「事件」で分かったのは、高齢者の病院、施設では、向精神薬が安易に

しかも大量に使われていることであった。妻がリハビリ中に意識がもうろうとしていることが多いため、投薬を確認したところ、精神科医が驚くような量の向精神薬を朝昼晩のまされていた。これは、目に見えない「拘束」ではなかろうか。

転倒の多くは朝方に家の中で起きる

イメージとしては、骨折は外で転んだときに起こると思うであろう。ところが、東京消防庁の救急車の「高齢者の事故」記録によると、普段住んでいるところが60％を占め、道路、交通施設は31％であった[26]。家の中で転ぶ場所は、居室・寝室がもっとも多く76％であった。辻一郎によると、転倒する時間は、意外にも疲れが溜まっている午後ではなく、早朝の３時から増えはじめ、午前６時にピークになるという[27]。ここで見えてくるのは高齢者が朝早くトイレに行くときに、床に置かれていた物に引っかかり転倒する姿である。床の物を片付けることが、転倒防止にとって重要であることが分かる（と書いて、机の周りを見たら、本と書類が山積みであった。今晩寝る前には片付けよう）。

第9章　在宅死、孤独死、安楽死

自分がゐなくなるとはどういふことなのかそれがどうしてもわからないのだ[1]　浜田蝶二郎

生まれるまへわたしどこかにゐたかしら　死んでもわたしまだゐるかしら[1]　同

人はみな、いつか自分が死ぬことを知っている。しかし、自分がいなくなるということは、どういうことなのか、いくら考えてもわからない。歌人は、みんなが思う疑問を平易な口語調で詠んだ。

1　在宅の死

自宅で死にたい人が半数以上

内閣府は、55歳以上の高齢者を対象に「万一、あなたが治る見込みがない病気になった場合、最期はどこで迎えたいですか」というアンケートを行っている。[2] 図9-1に示すように、男女

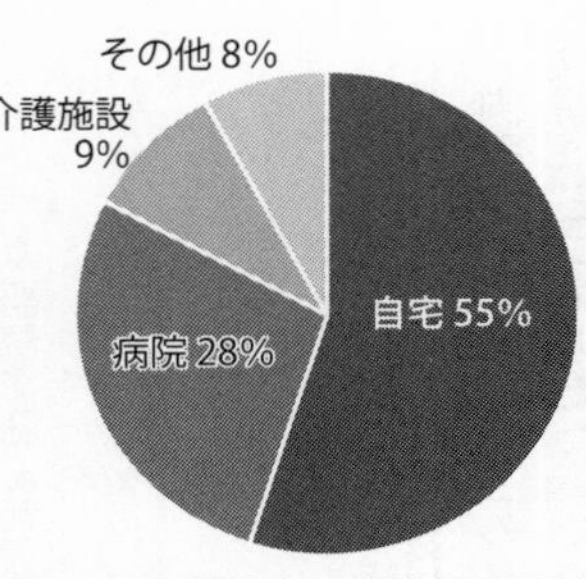

図9-1　55歳以上の高齢者（男女）の最期の場所の希望(2)

男性は自宅が多く、女性は病院などの医療施設希望が多い

合計では、55％の人が自宅で死にたいと答えた。病院などの医療施設希望は28％、介護施設希望は9％であった。しかし、男女別に見ると、男性は自宅希望が3分の2近くの62％であるのに対し、女性は、自宅希望が半数以下（48％）である。

親は子に迷惑をかけたくない

もうひとつ興味深い報告がある。[3] 日本財団が２０２０年に行った調査では、子ども世代（看取り層、35～59歳かつ存命の親のいる男女）と親世代（看取られ層、67～81歳の男女）からアンケートをとった。全体としては、上記の厚労省の調査と同じ傾向であるが、そこでわかったことは、親と子の双方がお互いのことを考えている姿である。

- 独居世帯となったとき、最期を迎えたい場所は、「医療施設」と「自宅」が同数。
- 最期の場所を選ぶときの要素は、「自分らしさ」「落ち着ける」「プロに任せる」「家族に迷惑をかけたくない」であった。
- 子どもに負担をかけたくないので、「子の家」は絶対に避けたいと親は考えている。

・親は、「家族への負担」を考えながらも、「家族と十分な時間を過ごせる」のを望んでいる。
・介護施設には、子どもの方に拒否感のある人が多い。
・人生の最期は、「治療して延命」よりも「無理に治療せずに、身体を楽にさせることを優先」する。

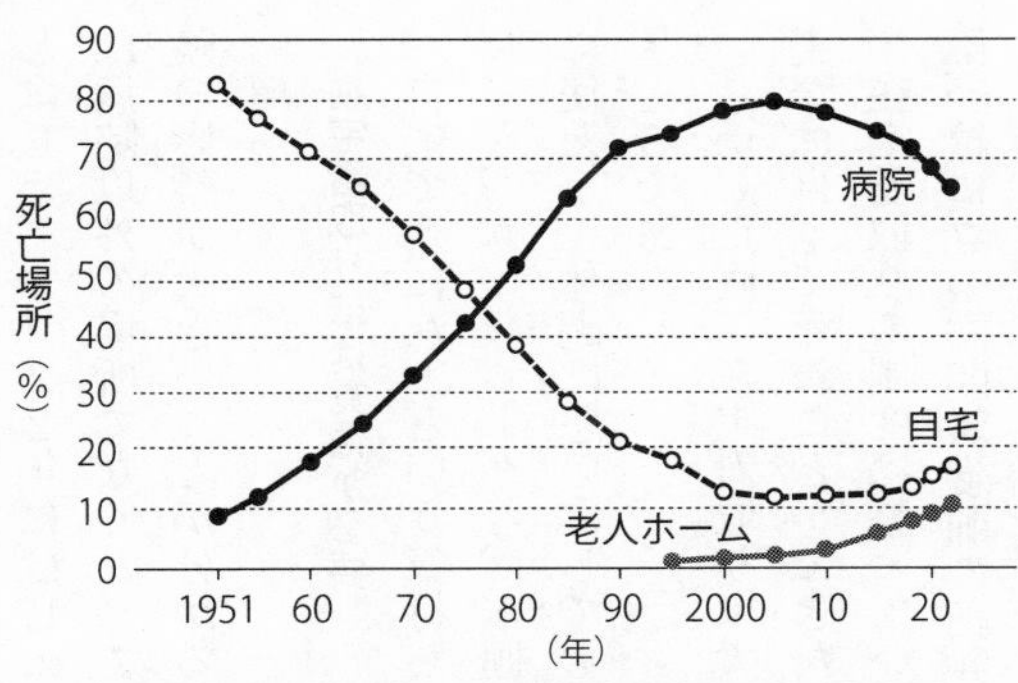

図9−2　1951年から2022年までの死ぬ場所の推移(4)
1970年までは自宅で亡くなる人が大部分であった。2005年には病院で亡くなる人が80%に達したが、介護保険制度により、2020年には病院以外の自宅、老人ホームの看取りが増え、3分の1となった

このデータは、常識的であり、家族間の思いやりが見えてくる。

介護保険以後増え続ける自宅看取り

古い家には、家族の歴史が残されている。この部屋で、祖父母も父母も亡くなったのだと、実家に帰ったときにふと思う。終戦後30年くらいまでは、自宅で亡くなる人が大部分であったが、1970年代半ばに病院で亡くなる人が増加し、2005年には80%に達した。[4]

しかし、介護保険制度が整備されるにしたがい、自宅および老人ホームで亡くなる人が増加しはじめ、2022年には17・4%が自宅、11%が老人ホームで看取られた。すでに30%近くは病院以外の場所でなくなっている。この傾向はこれからも続くであろう。ここでも、介護保険の影響が大きいことが分かる。

在宅看取りには覚悟が必要

自宅で死にたいという気持ちはよくわかる。家族の会話、生活の音が台所から聞こえる。テレビも、コンピュータも、本棚もある。冷蔵庫には飲み物も入っている。電話、メールを自由に使える。体調は悪いにしても、このような日常生活がそばにあることは何よりも、安心感を与えるであろう。

しかし正直、在宅看取りは大変だと思う。自宅を死に場所として選んだ人が55%もいるのに、実際に自宅で死ぬことができた人は、17%しかいない事実がそのことを物語っている。

在宅看取りの制度は整っているのか、実行する上で何が大変なのかを調べた。在宅看取りの第一線に立つ訪問看護師の細井信子さん（横浜市）とケア・マネジャーの中川明子さん（川崎市）に話を聞き、さらに『在宅死のすすめ方』[5]を参考にして問題などをまとめた。

・医師、看護師、介護士、ケア・マネジャー

在宅看取りの場合は、この四者が利用者の医療介護にあたる。往診してくれる医師、訪

問看護師ステーションも全国的に増えてきているが、介護士の不足は深刻である。それぞれを紹介し、介護の司令塔になるのはケア・マネジャーである。

・どのくらいの頻度で回ってくれるか

医師は基本月2回往診し、内服薬などを処方する。看護師は病状が落ち着いているときは週1回、病気が進行した場合は週3回が基本。介護士は、食事準備、介助の場合は毎日、洗濯、掃除、買い物であれば、週2〜3回。ケア・マネジャーは月に1回、サービスの確認や調整のために訪問する。

・鎮痛剤、鎮静剤の使用

初回使用のときは、医師、看護師が行う。安定していれば、飲み薬、貼り薬、座薬の投薬を家族に依頼することもある。モルヒネの持続皮下点滴は小型ポンプにセットし、医師、看護師が管理する。痛みが強くなったときは、ボタンで量を調節できる。

・介護の部屋

個室を用意できず、リビングルームにベッドを置く家もある。

・介護用品

介護用品は進歩している。尿を1リットル溜められるオムツ、褥瘡(じょくそう)(床ずれ)が起こらない空気マットなどにより、オムツ交換、体位変更などはずいぶん楽になった。

・救急車

事故、骨折など緊急の医療処置が必要なときには救急車を呼ぶべきである。しかし、自宅看取りを希望している患者が危なくなったときに、怖くなるなどして救急車を呼ぶと、救命を使命としている救急隊員は救命措置を行い、病院に送るであろう。自宅看取りというリビング・ウィルは生かされないことになる。救急車が到着したときに死亡していれば、異状死として警察に届けるのが決まりである。

・費用

介護保険、医療保険が使える。自己負担は、1〜3割。

・死亡したらどうするか

往診医師が死亡診断書を書く。葬儀社に連絡するとその後の手続きを説明してくれる。エンゼルケア（遺体処理）は、看護師と家族が行う。

・在宅看取りを選んだが、最期は病院に移ることは可能か

可能。最期まで面倒を見ようと思っていても、苦しむ患者に耐えきれず、入院に切り替える人もいる。しかし、急に入院しようとしても、急性期病院では受け入れが難しく、長期療養型の病院にまわされるであろう。最近、看取り専門の施設が全国展開している。

・ひとり暮らしで在宅看取りは可能か

可能。しかし、本人が在宅看取りを覚悟の上、理解し受け入れていることが必要。身内の理解も大事。死亡後のすべての手続き（遺品処理）なども決めておく。

・家族の心構え

介護する家族には相当の心理的、肉体的負担がかかるので、鈍感力のあるくらいの人の方がよい。細かいことによく気がつく人、心配性の人、自分にも他人にも厳しい人は介護に向かないであろう。家に次々に人が来るので、近所の理解、カギの置き場も問題になる。

介護する人も大変だが、介護される人も精神的につらいであろう。食事も助けてもらわなければならない、歩くのもままならない。特に排泄に人の助けが必要になると自尊心が相当に傷つけられる。介護する人にすまないという思いと同時に、自分自身を情けなく思う。

2　高齢者施設

高齢者施設、ホームなどのシステム、特徴などは複雑でわかりにくいので、その概要を簡単に記そう。

公的施設

・特別養護老人ホーム（特養）：要介護3以上が対象。基本的に低所得者対象。看取りまで可能。待機中の人が多くなかなか入れない。2017年時点では、定員57万8900人に対して、待機者が29万5200人もいる。[6] 必要とする人の3分の2しかベッドが用意されていないのだ。1929年の「養老院」に端を発するこの世界の老舗である。

・介護老人保健施設（老健）：在宅復帰を前提とした施設。このため、3カ月入所が原則。

・老人デイサービス：日常生活に困難のある高齢者を対象にした日帰り介護施設。給食、入浴、レクリエーション、送り迎えサービスがある。

・老人短期入所施設（ショートステイ）：家族の事情により、一時的に介護が困難になったときに入所できる。特養、老健などが受け入れる。

民間施設

最近急速に増えているのは、民間の施設である。ネットで調べると、カタカナの名前の施設、ホームがたくさん出てくるが、入居金数千万円、月額費用数十万円といった高額のところもある。公共施設に入りたくても空きがなく、民間施設に入ろうにも金がない。格差が最後までつきまとう世になってしまった。

・介護付き有料老人ホーム：65歳以上の自立可能者から要介護5までが対象。生活支援、介護、看取りまで可能。看護師、介護士、ケア・マネジャーが常駐。

・住宅型有料老人ホーム：要介護者は個人住宅と同じように、介護が必要なときは居住者自身の選択により、訪問介護を受ける。

・サービス付き高齢者向け住宅（サ高住）：バリアフリー、見守りシステムなど、高齢者の生活に安全な施設。介護は外部との連携による。

・グループホーム：認知症高齢者が、9人までのグループで共同生活をする場。

介護保険の功績

2000年に導入された介護保険はわが国の介護に大きな貢献をした。被介護者の生活の場として、特養、老健、高齢者ホームのような施設を作った。デイサービスのように、自宅生活をしていても介護サービスが受け入れられるようにした。自宅のバリアフリー化にも補助が出るようになった。自宅介護と看取りも保険が助けてくれる。介護の司令塔としてのケア・マネジャーの役割も大きい。介護保険の財政問題を云々する人は、介護保険による医療費の節減を評価すべきである。

介護保険は、40歳以上の国民に義務化されている保険である。その基本的な考え方は介護を社会の問題と捉えたことであろう。ともすると、儒教による家族観の下に、介護は家族がするもの、妻、嫁、娘の義務のように考える人がいた。それが日本の美徳であるかのように発言した政治家もいた。有吉佐和子でさえ、『恍惚の人』の介護を嫁の昭子に任せっぱなしにし、商社勤めの夫の信利には介護させなかった。

残念ながら、介護保険ができて20年以上経つのに、そのような古い考えはまだ残っている。介護休暇、介護離職は、やむを得ない事情があるにしても、本来であれば、介護保険がカバーすべき問題である。介護の充実は、国にとって大きなメリットになるはずである。介護保険法は3年ごとに見直すことになっている。見直しが、財政だけを考えた改悪にならないよう、介護法を介護していこう。

3 孤独死

最初に、孤独死の定義を決めておこう。「ひとり住まいの人が、誰に看取られることなく、疾病あるいは自然死（＝老衰死）による死亡」としよう。

症例9－1・孤独死

第7章で紹介した松沢病院元院長の齋藤正彦は、「ピンピンコロリの後始末」で苦労した経験を発表している。[7] 亡くなったのは、84歳の男性。並外れたスポーツマンであった。大学生のときアジア大会の陸上五種競技で入賞し、ゴルフはシングルプレーヤー。定年後もゴルフ、ジョギング、水泳で身体を鍛えていたという。ひとり暮らしで一軒家に住んでいた。隣の家の主婦が風呂場の電気がつきっぱなしになっているのに気づき、民生委員に連絡した。民生委員は、新聞が10日分溜まっているのを確認し、警察に連絡し、腐乱した遺体が発見された。風呂に入っているときに、何らかの理由で死亡、あるいは気を失い溺死したのであろう。まさに「ピンピンコロリ」であった。しかし、そのあとが大変だったと齋藤は書いている。死亡届とその後の膨大な行政手続き、その説明パンフレットだけで40ページに及ぶ。遺品の整理、遺体の腐乱によってダメージを受けた家の清掃などに2ヵ月かかったという。

孤独死は後始末が大変

死ぬときはみんな孤独だ、と言われるかもしれない。しかし、「孤独死」となると、死んだあとは「孤独」どころではなく、周りの人を巻きこむ大騒ぎになるのだ。まず、医師による死亡診断書がなければ、それから先は何も進まない。そのためには、生前医師の診察を死に至るまで継続的に受けていなければならない。それ以外の場合は、「異状死」として警察の管轄となり、解剖、死後CT検査などによって死亡原因が特定される（東京23区の場合は東京都監察医務院に送られる）。その後に煩雑な行政手続きが待っている。

［コラム9-1］　孤独死数をめぐる混乱

孤独死を調べはじめたとき、2種類のデータ（下記①と②）しかなく、その2つの数字

が大きく離れていることに混乱した。

①国による「立会者のいない死亡者数」（ICD－10の18章R98に記載されている人数、第8章）。２０２１年の全国死亡者数は３５２９人。[8]

②東京都監察医務院のデータ。２０２１年度の東京23区の「孤独死」のうち、病死＋自然死（老衰）は４７４４人。[9]

③さらに、警察庁のデータが加わった。２０２４年5月、警察庁は国会質問に答える形で、65歳以上の孤独死者数を発表した。[10] ２０２４年1〜3月期を基に換算すると、1人暮らしの自宅で亡くなった人は全国で年間8万７０００人、うち65歳以上は6万８０００人という。

この3つの数字のうち、どれが正しいのであろうか。①の「立会者のいない死亡者」は、老衰と同じ「ごみ箱いり」の分類なので、全部を反映していないことは確かだ。③の警察庁の数は、警察に異状死として届出のあった数であるので、自殺他殺も含まれているであろう（生データを入手できないので、詳細は不明）。東京都23区の場合、異状死の中から警察が死因の特定のために監察医務院に送る。このため、監察医務院のデータは死因を「病死＋老衰」に特定している。以下、信頼性が高い監察医務院のデータを基に分析を行うことにする。

死亡者の3・7%が孤独死

東京都監察医務院による都23区の2019年孤独死を以下に示す。

- 東京都23区孤独死者数：4744人（男3188人、女1606人）
- 男女比：1・95対1
- 65歳以上の孤独死者：3543人（74・7%）
- 65歳以上の男女比：1・5対1
- 人口10万人あたり死亡率：49・0
- 死亡者数に占める割合：3・7%
- 循環器疾患による死亡：67・9%
- うち虚血性心疾患死亡：65・4%

全国の孤独者は5万人台後半

監察医務院の数字を基に「病死＋老衰死」による孤独死者数を計算すると、全国で6万2000人になる。一方、警察庁のデータを、「疾病＋老衰死」（監察医務院によれば全孤独死の63%）で補正をすると5万5000人であるので、両者の値にそれほど大きな違いはない。総合的に推測すると、「病死＋老衰死」による全国の孤独死者は、5万人台の後半になるであろう。これは、死因ランキングでは肺炎（7万3000人）に次ぐ第6位になる。言うまでもなく、孤独死は死因ではないが、重大な健康かつ社会問題として、対策を立てる必要がある。

発見までの日数

孤独死の人は死後どのくらいで発見されるのであろうか。そのデータも監察医務院から発表されている。[11] 図9－3に示すように、60％の孤独死者は3日以内に発見されているが、1週間以上たって発見される人も25％、2週間以上も16％に達する。状況にもよるが、孤独死には、腐乱死体になるリスクがかなりあるのだ。尊厳ある死を願うなら、孤独死にならないように対策を立てておくべきである。

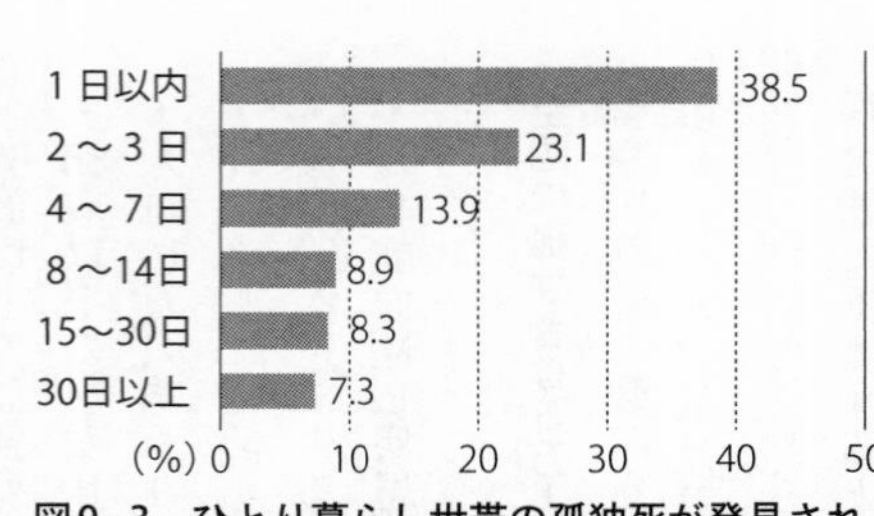

図9－3　ひとり暮らし世帯の孤独死が発見されるまでの日数

東京都監察医務院（2020年）(11)

孤独死が男性に多いのは確かである。東京都監察医務院のデータでは、全年齢で2：1、65歳以上で1・5：1で男性が多い。見えてくるのは、人間関係が仕事中心であった男性社会である。男やもめになると、食事はコンビニ弁当、酒をいくら飲んでも止める人はいないし、健康管理がおろそかになる。厚労省はこのような死に方を「孤立死」として問題にしている。「孤立死」は、社会から孤立し、仕事、身よりもなく、地域とのつながりもないまま死んでしまうことである。「孤立死」を防止するためには、孤立させないよう、地域ぐるみの活動が重要になる。

こうした例をふまえて、齋藤正彦は高齢者のひとり暮らしについて３つの警告をしている。[7]

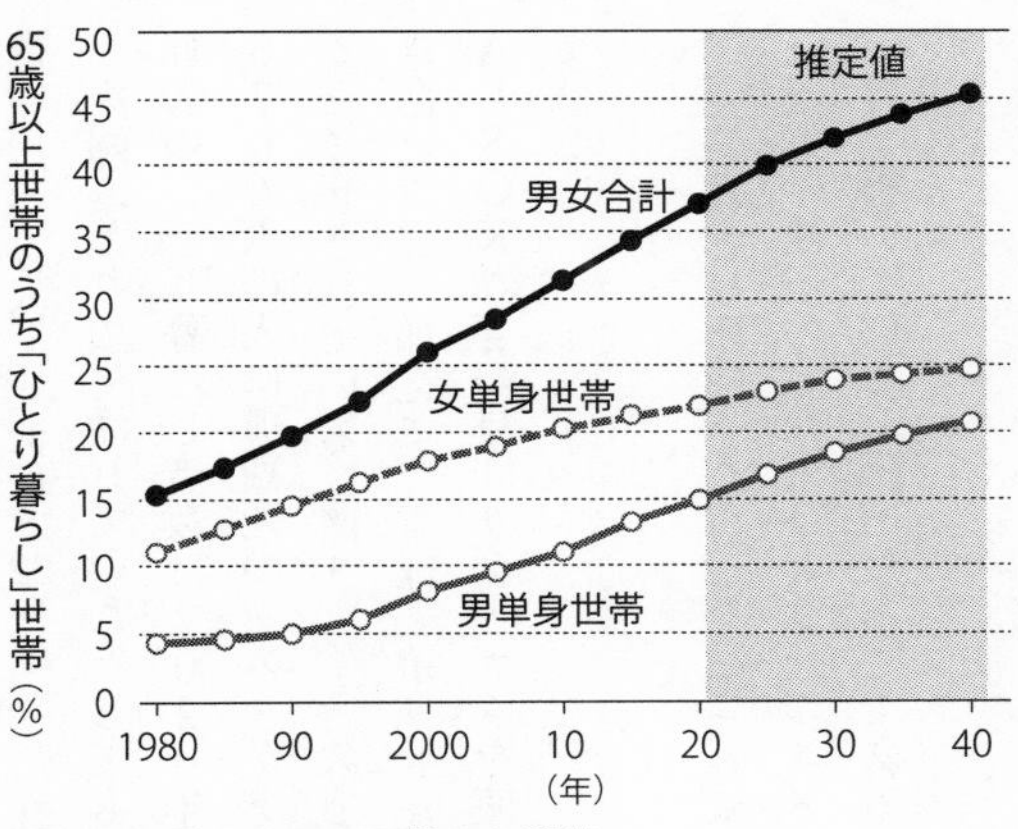

図9-4　増えるひとり暮らし世帯(12)

65歳以上のひとり暮らし世帯は、2020年現在ですでに、全世帯の37％に達する。2040年には45％に達すると国立社会保障、人口問題研究所は推定している

第一に、80歳を過ぎてひとり暮らしを続けるのなら、どれほど健康に自信があっても、孤独死を想定しておかねばならない。第二に、近所の人が異変に気づきやすいように、必要最小限の近所づきあいをしておくこと。第三に、いざというときに、支援する人あるいは遺族が対応しやすいような身辺整理をしておくこと。

ひとり暮らし世帯が40％

内閣府の調査によると、65歳以上のひとり暮らしの人は、この40年間増加を続け、２０２０年には、全世帯の37％がひとり暮らしである（図９‐４。男ひとり世帯が全世帯の15％、女ひとり世帯は22・1％[12]。2040年には45％の世帯がひとり世帯になるという。

夫婦ふたりで生活していたとしても、最後はどちらかがひとり暮らしになる。65歳以上の高齢者のひとり暮らし者数は2020年現在、670万人（男230万人、女440万人）に上る。670万人の人に孤独死のリスクがあるのだ。2040年にはひとり暮らし世帯は45％に達すると予想されている[12]（図9-4）。ひとり暮らしの人は対策を考えなければならない。近所づきあいなどに加えて、電球、ポットなどの「見守り道具[13]」、日本郵便、NTT、SECOM、ALSOKなどの見守りシステムを使って、孤独死にならないように、尊厳を保つ死を心がけてほしい。

『在宅ひとり死のススメ』は「困った本」

上野千鶴子の『在宅ひとり死のススメ[14]』を読んでみたが、エビデンスなしに、主観的な印象だけで書いている「困った本」である。以下、それぞれの引用に続いてカッコ書きで私見を付す。

・女おひとりさまには、［「孤独死」を］怖れる理由は何もないといえます。なぜなら女おひとりさまは、男おひとりさまと違って、友人のネットワークを確保しているひとが多いからです（81ページ）→（男女に限らず、友人に頼るのは無理）

・孤独死するひとびとは圧倒的に男性、しかも年齢は50代後半から60代（80ページ）
→（65歳以上の男女の比は1・5：1、65歳以上が75％を占めている）
・「孤独死」なんて怖くない（第4章扉）→（これまで書いてきたように、孤独死は大問題）
・施設はもういらない（第3章扉）→（施設は不足している）

「在宅ひとり死」が内包する様々な問題を深く考えることなく、自信満々に「おひとりさま」に「在宅ひとり死」をススメるのは無責任である。社会学者であるなら、調査データに基づき、もっときちんとした本を書いてほしい。

4　安楽死

安楽死の概念

安楽死とは、死の苦しみから逃れるために、末期の患者の死に介入する措置である。安楽死の英語（Euthanasia）はギリシャ語起源の「よき死」という意味だそうだ。最初に、「よき死」の概念を、図9‐5に整理しておこう。

教科書の分類では、安楽死には、図9‐5のA〜Dが含まれている。しかし、私は、安楽死の範囲を「患者の苦しみをとるための死への介入」に限定した。すなわち、不治の患者の延命

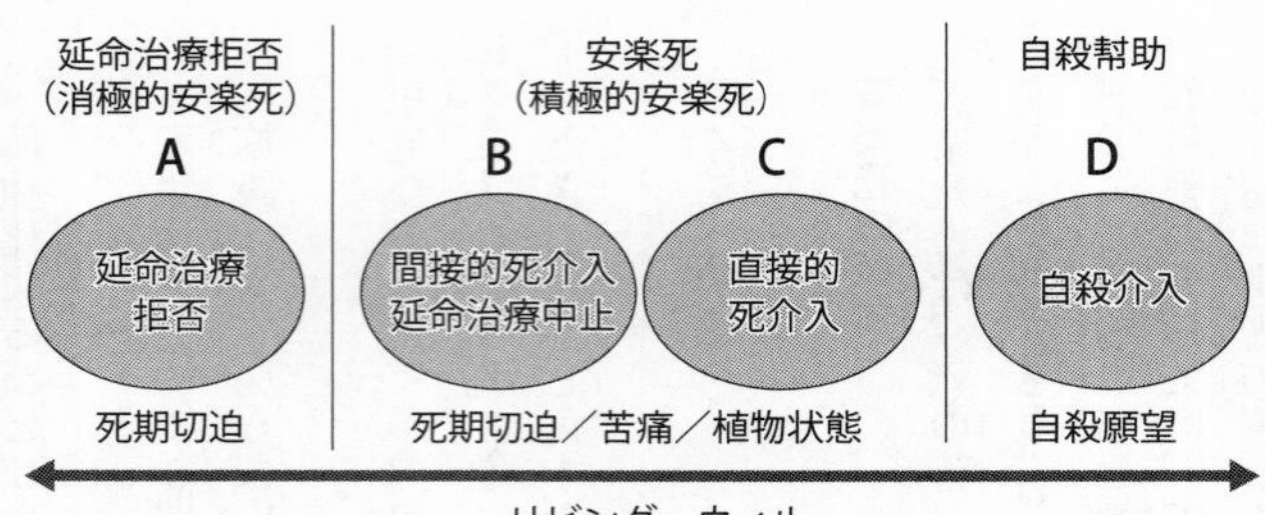

図9-5　安楽死の概念図

著者の考える安楽死は図中央のＢとＣであるが、一般的には延命治療拒否（A）と自殺幇助（D）も安楽死に加えている。すべてにリビング・ウィルが必要（著者原図）

治療（装置）を取り外すことによって死に介入する「間接的死介入」（図９‐５Ｂ）と、末期の症状で苦しむ患者に薬物などを投与して死に介入する「直接的死介入」である（図９‐５Ｃ）。

「延命治療拒否」（図９‐５Ａ）は、ときに「消極的安楽死」と呼ばれることもあるが、死に直接介入していないので安楽死の概念から外す。自殺幇助（図９‐５Ｄ）は、安楽死の概念を飛び越えた犯罪行為（刑法２０２条）であるので、安楽死とは呼ばないことにする。

尊厳死の概念

安楽死は尊厳死（Death with dignity）と混同されることがある。そもそも尊厳死の定義が曖昧なためである。尊厳死は人間としての尊厳を維持したまま死を迎えることを指すのだが、その範囲はその国の法律の許す範囲にしたがう。したがって、日本とオランダの尊厳死の定義は違うことになる。日本尊厳死協会の尊厳死三項目は非常に慎ましい。[15]

(1) B．間接的死介入(延命装置の取り外しによる安楽死)

症例9－2・射水市市民病院例[16、17、18]

2006年、富山県射水(いみず)市民病院で、外科部長が末期患者の呼吸器取り外しにより、7人の患者を死に至らしめた事件が明るみに出た。患者はいずれもがんなどによる末期患者であった。家族とは十分に相談して呼吸器を外したと外科部長が説明した。実際、取材した富山テレビの記者は、世間の反応とは逆に、家族はみな外科部長に感謝していることに驚いたと書いている。[16] 病院は調査委員会を開き、外科部長を告発した。病院長は、「いったんつけた人工呼吸器は、たとえ、患者の要望があっても、絶対に外すことはできない」と強調した。県警は、外科部長を殺人の疑いで書類送検したが、富山地検は嫌疑不十分で不起訴にした。

症例9－3・和歌山県立医大事例[17、18]

2007年には、和歌山県立医大で、脳内出血で手術後意識の戻らなかった患者の呼吸器を外したとして、医師が告発された。患者は死期が切迫していたが、家族が近親者の到着まで延命させてほしいと懇願した。やむなく人工呼吸器をつけ、かろうじて命を取りとめた。近親者と面会したあと、家族は助からないなら呼吸器を外してほしいとあらためて頼んだ。医師は、家族の勝手な要求にためらいながらも、呼吸器を外したところ、自発呼吸もないまま、まもなく患者は死亡した。警察は、「呼吸器を外したことで、患者の死期が早まった。その行為は殺人に相当する」として医師を書類送検したが、その後不起訴になった。

症例9-4・吉村昭

作家の吉村昭は2005年に舌がん、2006年には膵臓がんで手術を受けた。「お別れの会」の最後に挨拶に立った妻で作家の津村節子は、病に苦しんだ吉村が自ら点滴と首のカテーテルポートを引き抜き、「自決」したことを明らかにした。[19]

（2）C.直接的死介入（薬物などによる安楽死）

次の事例は、生命維持装置の取り外しに加えて、致死的な薬品を投与した例である。

症例9-5・映画『ミリオンダラー・ベイビー』[20]（2004年）

クリント・イーストウッド監督の『ミリオンダラー・ベイビー』には、生命維持装置の取り外しに加えて、致死的な薬品を投与する描写がある。

ボクシングトレーナーのフランキー（クリント・イーストウッド）は、ボクシングにただひとつの生きる道を見出した31歳の女性、マギーの指導を引き受ける。ノックアウト勝ちを続けるマギーは、100万ドルのファイトマネーのかかったタイトルマッチを行うことになった。対戦相手は反則を繰り返し、ラウンド終了後に、マギーを後ろから強打する。マギーは頸椎を損傷し、人工呼吸器なしには生きてゆけなくなる。生きる望みを失ったマギーは自ら舌をかみ切って自殺を図った。娘と音信のとれないフランキーにとって、マギーは子どものような存在であった。マギーを不憫に思い、フランキーはマギーの人工呼吸器を外し、致死量のアドレナリンを注射して去った。彼の行方は誰も知らない。

症例9-6・東海大学病院安楽死事件

1991年、東海大学附属病院に入院していた多発性骨髄腫の末期患者の家族から、「苦しむ姿を見ていられない」として、治療の中止を強く要求された。医師は鎮痛剤、鎮静剤を投与したが、効果がなかったので、塩化カリウムを注射し、患者を死亡させた。医師は殺人罪に問われた。最終的には、本人の意思表示はないものの、家族の強い要望のあったことなどが勘案され、医師は懲役2年執行猶予付きの判決になった。

横浜地方裁判所の判決文は、安楽死を考える上で重要な内容を含んでいる。[21] 医師による積極的安楽死の条件として、次の4項目を挙げた。

一、患者が耐えがたい激しい肉体的苦痛に苦しんでいること。
二、患者は死が避けられず、その死期が迫っていること。
三、患者の肉体的苦痛を除去・緩和するために方法を尽くし他に代替手段がないこと。
四、生命の短縮を承諾する患者の明示意思表示があること。

症例９－７・ＡＬＳ患者嘱託殺人事例[22]

２０１９年、筋肉が動かなくなる難病、筋萎縮性側索硬化症（ＡＬＳ）患者が安楽死を希望していることをＳＮＳ上で知った２人の医師は、胃ろうから薬物を注入し死亡させた。２人の医師は、患者を診察することなく、しかも１３０万円の謝礼を得ていた。２０２４年、「被告の生命軽視の姿勢は顕著で強い非難に値する」として、京都地方裁判所は医師のひとりに懲役18年を言い渡した。この判決は当然だと思う。

なお、裁判所は嘱託殺人の罪を問うべきでない条件（安楽死の条件）として東海大学病院安楽死事件（症例９－６）をさらに具体化した条件をあげている。

しかし、上記の判決文にしたがい、慎重に安楽死を行ったとしても、法律で守られていない限り、警察の介入は免れないであろう。

（3） 警察の介入

症例9－8・福島県立大野病院事件[23]

２００４年、福島県立大野病院で帝王切開の際、癒着胎盤の剝離に際して大出血が起こり、産婦が死亡した。非常に珍しい症例であり、出血は避けられなかった。福島県の警察は、逃げる恐れのない医師を逮捕した。２００８年、福島地方裁判所は、出血による死亡結果は、過失のない医療行為によっても避けられなかった結果であり、法医学的な異状死[23]とは認められないとして、被告に無罪の判決を言い渡した。

大野病院事件をきっかけに、警察の乱暴で横暴な捜査に対して、医学会は激しく反発し、同時に危機感を持った。２００８年、福島地方裁判所は無罪判決を言い渡した。検察は、仙台高等裁判所への控訴を断念した[23]。

法的保証が必要

最大の問題は、医療側が問題を真剣に受け止めて、指針を作ったとしても、それを支持する法的根拠がないことである。誰かが、生命維持装置を外したのは「殺人行為」であると訴えれば、警察はそれを受理し、医師は大野病院事件のように、逮捕されるであろう。最終的に検察により不起訴になったとしても、医師の受ける精神的および時間的負担はあまりに大きく、社会的には殺人罪という誤った汚名を着せられるのだ。

無意味な延命治療を続け、助かる見込みのないまま病苦に苦しむ患者を放置するのは、医療倫理に反する行為ではなかろうか。勇気を持って安楽死を認めることこそが、患者の尊厳につながるはずだ。脳死臨調のときのように、世論に広く問い、何らかの法的基盤を作るべきである。さもないと、患者と家族を苦しめ、医師が良心を持って医療を行えなくなる。

（4）オランダの死因の4・2％は安楽死

外国はどうであろうか。薬物などによって死に介入する安楽死（図9‐5C）は、欧米の多くの国で法的に承認されている。オランダ、スイス、ベルギー、イタリア、ドイツ、スペイン、ニュージーランド、オーストラリアなど13カ国とアメリカのカリフォルニア、ワシントン、オレゴンなど6州である。フランスも現在承認に向けて動きつつある。

特にオランダは、1985年に安楽死を公認し、2002年に法制化した「先進国」である。2019年の安楽死数は6361人、これはオランダの死亡数の4・2％に上る。[25] この数字を日本に当てはめると、6万6400人が安楽死をしたことになる。孤独死よりも少し多い数だ。驚くほど多くの人がオランダでは安楽死を選んでいることがわかる。

一見、矛盾しているようにも思えるが、安楽死を認めている国の多くは、死刑を廃止している。一方、日本は死刑を認めているのに安楽死を認めていない。死刑を廃止し安楽死を認めるという世界の傾向から言うと、日本は逆方向に向かっている。この矛盾はどのように説明できるのであろうか。

（5）自殺幇助

私は「自殺幇助」を安楽死として認めるべきではないという考えである。なぜなら、自殺には介入するだけの医学的理由がないことと、ＳＮＳに安易に発信されている自殺願望を認めたら際限なく自殺介入が起こることを恐れるからである。たとえ、うつ病患者が自殺を望んだとしても、この病気は治療できる疾患である。大半の国では自殺幇助は認められていないが、オーストラリアの1州、スイス、オーストリア、イタリア、スペインなどでは認められている。その根本思想は、死ぬ権利は個人に属するという考えである。森鷗外の小説とスイスの自殺幇助安楽死を紹介しよう。

症例9－9・森鷗外『高瀬舟』

弟殺しの疑いをかけられた喜助は、京を流れる高瀬川を船で送られ、島流しとなる。喜助は自殺未遂で苦しむ弟の首から剃刀を抜いただけであったが、そのために出血が激しくなり、弟は絶命した。彼の行為は弟を苦しみから救ったのだ。それが殺人になるのかと護送役の羽田庄兵衛（そして森鷗外）は疑問に思った。

症例9－10・ジャン＝リュック・ゴダール

『勝手にしやがれ』などの作品で有名な映画監督のゴダール（Jean-Luc Godard：1930～2022）は、スイスで自殺幇助により没した。ゴダールの訃報を最初に伝えたのは、2022年9月13日（死亡当日）のフランスの『リベラシオン』紙であった。[26] その見出しには、「病気ではなく、ただ疲れていただけ」と書かれていた。のちに朝日新聞は、彼の親友にインタビューを行い、彼は死の1年前から足の激しい痛みを訴えていた上、食物の消化にも問題があり、在宅介護をすすめられていたことを報じた。[27]

ゴダールは、スイスのレマン湖に面したロール（Rolle）の自宅で、91歳で亡くなった。近くに暮らすパートナーの家で10日間過ごしたあと、ベッドに腰掛け「さようなら」といって、致死薬の入ったコップを飲み干すと、眠るように息を引き取った。

症例9－11・デヴィッド・グーダル

オーストラリアの植物学者グーダル（David Goodall）（104歳）は、高齢により「生活の質が低下し、もう人生を続けたくない」という理由で自死を望んでいた。[28] しかし、オーストラリアでは、末期のがん以外には安楽死が認められていないので、スイスに渡った。前日には、３人の孫と一緒にバーゼル大学の植物園を散策した。最後の晩餐は、好物のフィッシュアンドチップスとチーズケーキであった。最期の音楽に彼はベートーベンの第九を希望し、歓喜の歌を聴きながら麻酔薬によって死亡したと、尊厳死合法化推進団体の「エグジット」は伝えている。[29]

なぜ、スイスでは、自殺幇助を認めているのであろうか。チューリッヒに住む電気技師のリハルト・ギスラー（高見元敞の義弟）は、死は本人の決定権であるという考えから、自殺幇助を認めているのだという。

第10章　最期の日々

けふのうちに
とほくへいつてしまふわたくしのいもうとよ
みぞれがふつておもてはへんにあかるいのだ
（あめゆじゆとてちてけんじや）
うすあかくいつそう陰惨（いんざん）な雲から
みぞれはびちよびちよふつてくる
（あめゆじゆとてちてけんじや）[1]

宮沢賢治

宮沢賢治（1896〜1933）の最愛の妹、トシは結核により24歳で亡くなった。それは、1922年（大正11年）11月27日、みぞれの降る寒い日であった。「あめゆじゅとてちてけんじゃ」という妹の願いに応え、賢治は外に出た。「このつややかな松のえだから／わたくしのやさしいいもうとの／さいごのたべものをもらつていかう」。

1　終末期を迎えたとき

最後は痩せて食べられなくなる

最後を迎える人の栄養状態を追った研究がある。特別養護老人ホームの入院患者の多くは、特別の病気というよりは、次第に食べられなくなり、老衰により、枯れるように死んでいく。東京有明医療大学の川上嘉明は、その間の食事と水分の摂取、体重を5年にわたり測定した。[2]図10-1に示すように、最初の4年強は、食物摂取量は普通の人の半分程度（1200〜1300キロカロリー）で少ないもののそのレベルを維持していたが、痩せの程度を示すBMIは、20・5から18・5程度まで減少していった。これは、高齢者によく見られる食べても痩せてしまう症状である。

そのカーブが急に下りはじめると死が近いことを図10-1は示している。死の1年前には、一段と痩せ始め、BMIが減りはじめる。食事の摂取は8カ月前くらいから、水分の摂取は5カ月前くらいから明らかに減っていく。死ぬときには、BMIは16に近くなっている。身長160cmであれば40kg、170cmでは46kg程度の体重である。つまり、食べられなくなり、どんどん痩せてきたら、命が危ないのだ（なお、BMIが12以下になると生きていけないといわれている）。

食べられなくなりどんどん痩せてくると、家族は心配になり、医師や看護師にこのままで大丈夫でしょうかと問う。病院や施設は、家族の要求を受け入れないとあとで面倒なことになるので、胃ろうなどの「経管栄養」に踏み切る。しかし、必ずしも患者が望んでいるからではない。食べられなくなった患者にとってはかえって負担になる。点滴も家族を納得させるひとつの手段である。川上によると、日本の終末期医療を見学に来た欧米の専門医は強制的な栄養補給を見て、患者を虐待しているようだという感想を述べたという。終末期の患者の場合、「食べないから死ぬ」のではない。「死ぬから食べられない」のである。

　このようなとき、リビング・ウィルがしっかりしていれば、本人の希望に添って終末期医療が受けられる。遺言書を書くときに、終末期医療についても、家族の理解の下に、リビング・ウィルを書いておくことが大事であ

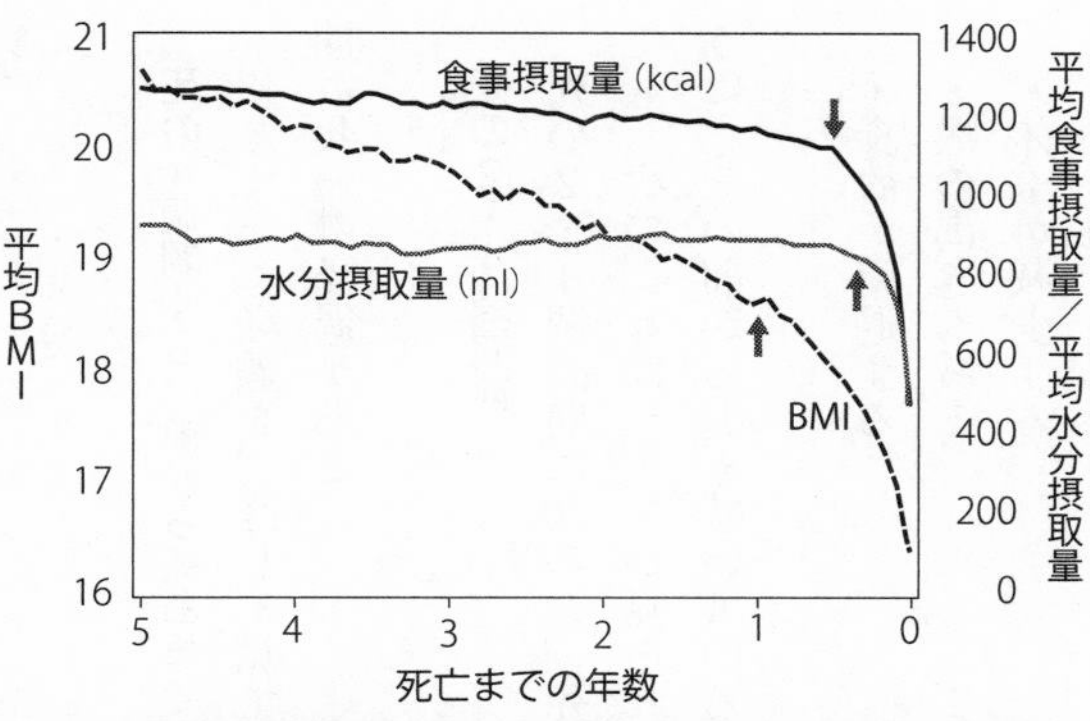

図10−1　特別養護老人ホームの106人のBMI、食事、水分摂取量を5年間追跡した成績(2)

食事をとっていても、徐々に痩せてくる。しかし、矢印で示したように、死の12カ月前になるとBMIが、8カ月前になるとカロリー摂取量が、5カ月前からは水分摂取量が急速に減少してくる。死ぬときのBMIは16くらいまで下がる

る。

死の４週間くらい前から死ぬまで

死んでいく経過を、詳しく見てみよう。死ぬ経過は、病気により異なるが、その中でも終末期に共通の経過がある。[3]

死の２〜４週間前

死の２〜４週間前になると、死のプロセスが見えてくることが多い。人によって異なるにしても、次のようなサインが見られる。食欲、のどの渇きの減退、体重の減少は、図10－１のように、その前から引き続いている。

- 食欲が減退する
- 喉の渇きも減る
- 体重が減少する
- 体の動きが鈍くなる
- 睡眠時間が増加する
- 軽い幸福感がある

・せん妄

身体はエネルギーを必要としなくなるので、食欲がなくなっても、水分をとらなくても特に困ることはない。このようなとき、無理に食べさせると、患者は苦しむだけである。氷を口に含ませると、患者にとっても心地がよいし、水分の補給にもなる。反応もなく、昏睡状態のように見えることもあるが、患者には聞こえるので、手を握り、静かに話しかけ、励ます。

死の1～2週間前

亡くなる2週間くらい前になると、眠っている時間が長くなり、夢と現実のあいだを行ったり来たりするようになる。

死の当日、数時間前

死が近づくと、次のようなサインが現れる。

・体温が通常より1～2度低い
・血圧の低下
・尿量の減少

・脈が遅くなったり速くなったりする不規則な状態
・発汗の増加
・唇や爪の色が青白くなるなど、皮膚の色の変化
・呼吸の変化
・しゃべらなくなる
・突然の腕や足の動き
・せん妄

この時期になると、ほとんど眠ったような状態になる。呼吸は、深い呼吸と浅い呼吸が繰り返される「チェーン・ストークス呼吸」や下顎を上げてあえぐような「下顎呼吸」になる。最後の段階では、無反応になり、目を開いていても周囲を見ることはできない。しかし、聴覚は最後まで残っているので、そばに座って話しかけることは大切である。そして、最期には、苦しむこともなく、眠るように息を引き取る（はずだ）。医師は心、肺、脳の機能停止による「死の三徴候」を確認し、死を告げる。具体的には、次の三徴候である。

1 呼吸の停止（肺機能の停止）
2 脈拍の停止（心機能の停止）

3　瞳孔散大、対光反射の停止（脳機能の停止）

最後が近づいたとき、死にゆく人とのコミュニケーションは悲しく、美しい。見送る人も、涙ながらに自分の思いを伝えるであろう。死にゆく人には、十分に伝わったであろう。次章で紹介する、垣添忠生と妻昭子の別れは劇的であった。

帰らんとするわが顔をまなこみはりただに見てゐき死の前日に[4]　**佐藤志満**
さまざまの七十年すごし今は見る最もうつくしき汝（なれ）を柩（ひつぎ）に[5]　**土屋文明**

せん妄

特に高齢者が体調が悪化したりあるいは普段とは違う状況に置かれたときなど、精神的に錯乱状態になることがある。特に夕刻や夜間に発生することが多い。「せん妄（譫盲、Delirium）」と言われる病態である。せん妄は半日以内に元に戻ることが多い。

せん妄のときには、病院と家を間違える、朝と夜を間違える、ない物が見えたり（幻視）、そこにいない人（たとえば、ずっと前に亡くなった母親）に話しかけたり（幻想）、怒りっぽくなったり、興奮するなどさまざまな症状が出る。家族は、幻覚があっても、「違うでしょう」などと否定しないで、話を聞いてあげることが大切である。ひどければ、薬で対処する。

2 延命治療

90％の人は延命治療を望まない

死に瀕した患者にどこまで治療をすべきだろうか。患者本人、家族は少しでも命が延びるのであれば、あらゆる手段を尽くしてほしいと望んでいるのであろうか。それとも自然に任せてほしいと願っているのであろうか。医療側としては、原則、命を延ばすことが使命なので、医療を放棄して、自然に死ぬのを待つためには、リビング・ウィルによる意思表示が必要である。

内閣府は、合計８０００人弱を対象に、１９９６年以来定期的に高齢者の意識調査をしている。[6] ２０１２年の調査によると、図10-２に示すように、圧倒的多数の91％の人は、「延命だけを目的とした治療はしてほしくない」と答えている。「延命のためなら、どんなことでもしてほしい人」は５・１％にすぎない。しかも、延命治療を希望する人は、年ごとに減少している。

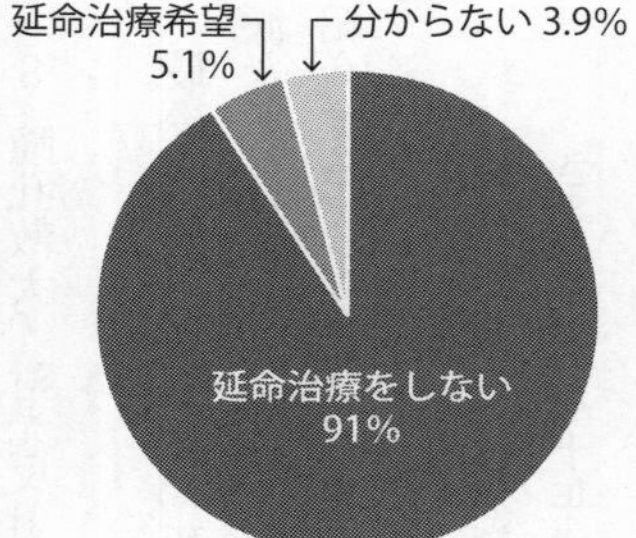

図10-2　延命治療のついてのアンケート
91％の人が延命治療をしてほしくないと答えた(6)

90％以上の人が、最期の段階で胃ろうをつけたり、人工呼吸器をつけて無理に生かすようなことはしてほしくないと願っている。

最期が近づくにしたがい、食が進まなくなる。いくらでも食べなさいと言われても食べたくないのだ。しかし、看病している人は、少しでも食べて元気になってほしいと思う。

少しでも食べて欲しかりき食欲のある者の勝手と今もおもえど[7]　永田紅

もの食むをゆるされたれど何ひとつ食ひたきものの無き身となりぬ[8]　前登志夫

胃ろう

延命治療のひとつに、口から食べられなくなったときに、人工的に補給経路を作って栄養を補給する方法がある。鼻からチューブで胃に栄養物を入れる、太い静脈に濃い栄養物を点滴で入れる中心静脈栄養、胃に直接栄養を補給する胃ろうなどの方法がある。特に胃ろうは、わが国で広く使われている。２０１４年には推計25万６０００人に胃ろうが設置されたという。胃ろうを含めた高齢者の看取りについては、岡山大学の外科の教授で定年後高齢者医療に携わっている田中紀章の講演が参考になる。[9]

一時的に食事がとれないときには、胃ろうは有効であろう。しかし、終末期のため食べなくなった人に、胃ろうによって無理に栄養を補給するのは考えものである。図10－1からもわかるように、そもそも食べないから死ぬのではなく、死に近づいたから食べなくなったのである。

田中によると、胃ろうを設置しても、誤嚥性肺炎の予防にもならないし、栄養状態を改善するわけでもなく、延命効果もないという。このため、欧米では終末期治療に胃ろうを設置することはない。終末期医療で大事なのは、口腔ケアにより肺炎を抑えることである。

胃ろうは悲しい。栄養は維持できるかもしれないが、味がわからないのだ。それに、胃ろうから「食べる」のは、ご飯でもおかゆでもない。製薬会社が作った「栄養物」である。最期になって中トロが食べたいという気持ちは哀れである。

胃ろうにしても、呼吸器にしても、いったんつけたら簡単には外せない。前章の症例9-3(和歌山県立医大事件)のように、「呼吸器を外したことで、患者の死期が早まった。その行為は殺人に相当する」として警察が医師に手錠をかけるかもしれないのだ。患者は胃ろうと共に生き続けなければならない。

スウェーデンで食べられなくなったら

食べられなくなった人に胃ろうをつけるのは、日本だけらしい。世界の事情を調べた宮本顕二によると、スウェーデン、オランダ、オーストリア、オーストラリア、アメリカの高齢者施設で、食べられなくなった高齢者に胃ろうをつけているところはなかった。[10] 特にスウェーデンの治療方針は非常にはっきりしている。食べられなくなった高齢者には、積極的な治療、検査を行わず、少量の食事と水分のみを与える。その理由は、積極的な治療の有効性が証明されていないことだという。終末期に補液や経管栄養を行わないことにより、気道内分泌が減り、痰の吸引が減る。誤嚥性肺炎もほとんどない。脱水と飢餓状態により、脳内麻薬であるベータ・エンドルフィンが増加し、鎮痛鎮静効果をもたらす。このため、高齢者は経口投与ができなくなってから、2週間ほどで安らかに寿命を終えるという。ここまで徹底できるのは、スウェーデンでは国民のあいだに寿命の限界についての理解が得られているのであろう。

3　痛みと苦しみを抑える

人々が死を恐れる最大の理由は、そのときの苦しみと痛み、そして精神的な寂寥感であろう。それは、患者本人だけではなく、人生をともにしてきた家族にとっても耐えがたいことである。そのときは病気そのものの治療よりも、本人の苦しみや痛みを緩和し、精神的に支える「緩和医療（Palliative medicine）」が対応してくれる。緩和医療は、終末期に限っているわけではない。病気の最初から必要な場合もある。まず、疼痛対策から紹介しよう。

ＷＨＯの３段階疼痛対策

特に、がんの場合、がん細胞の浸潤に伴う痛みが問題になる。実際、ＷＨＯの「がん疼痛指針」によると、抗がん剤治療を受けている患者の55％、進行がんの患者の66％が疼痛を訴えているという。[11] それだけに、がん疼痛はがん治療における重要な課題である。

ＷＨＯはがん疼痛対策を、図10‐3のように3段階に分けている。[11]

・軽度の痛み：普通の解熱鎮痛剤、非オピオイド系鎮痛剤（ロキソニンなど）

・中等度の痛み：オピオイド、非オピオイド鎮痛剤（トラマドール、コデインなど）

・強い痛み：モルヒネ、強いオピオイド（オキシコドンなど）

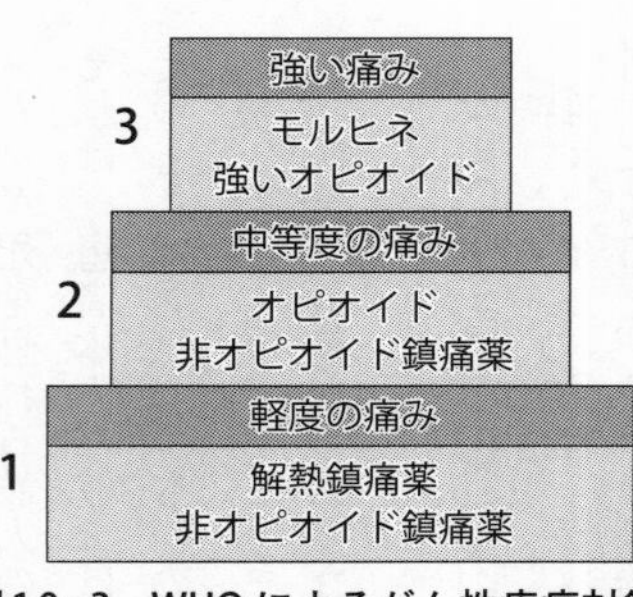

図10‐3　WHOによるがん性疼痛対策の3段階(11)

痛みの程度に応じて、3段階の薬で対応する。それぞれには多数の薬があり、その量によっても鎮痛効果を調整できる

オピオイド（Opioid）は、モルヒネと同じように脳内で働き、鎮痛効果、麻薬作用を持つ。効果の強いオピオイド、弱いオピオイドなど多くの種類があり、使い分けられる。

国際的に比較すると、日本は疼痛対策が遅れている。国際麻薬規制委員会の調査によると、疼痛用モルヒネ、オピオイドの使用量は一番多いオーストリアの20分の1、アメリカの9分の1、韓国とくらべても日本は半分にすぎない。[12] 日本人には我慢が美徳という考えがあるし、医師も麻薬というと過度に慎重になる傾向がある。しかし、これだけ疼痛対策がしっかりしているときに、苦痛を我慢することはない。遠慮なく医師に訴えるべきであるし、医師も積極的に患者の訴えに応えるべきである。

しつこい痛みが鎮痛剤で抑えられれば、痛みを忘れてよく眠ることができる。

モルヒネについての誤解

一番強い効果を持つ鎮痛剤は、よく知られているようにモルヒネである。モルヒネは痛みの中枢である脳に痛みの信号を伝えるのを阻止することにより、痛みを抑える。持続する鈍痛など、普通の鎮痛剤で効きにくい痛みにも有効である。効かないときには、量を増やすことにより痛みを抑えることができる。しかし、モルヒネは有名な麻薬のため、次に示すような多くの誤解がある。[12,13]

- 副作用、習慣性が怖い → 医師の指示通りに使えば心配はない。
- モルヒネを使うようになったら終わり → 痛みがひどければ、いつでも使う。
- モルヒネは鎮静剤である → モルヒネを鎮静剤として使うことはない。ただし、痛みが取れれば、患者は安心して眠れるので、鎮静効果があるように見える。
- モルヒネは安楽死誘導 → 完全な誤解。モルヒネを鎮痛以外の目的で使うことはない。

・最後はモルヒネ漬けになって殺される　↓　完全な誤解。

厚労省の麻薬取締官が最後までモルヒネを拒否し、がん性疼痛で苦しみながら亡くなったという話を聞いたことがある。職業のプライドにかけてもモルヒネを使いたくなかったのかもしれないが、この取締官は薬としてのモルヒネを理解していなかったのであろう。

がんの疼痛対策については、がん研のホームページに詳しい。[13]

耐えがたい苦痛を鎮める鎮静剤

病気の末期になると、患者は様々な苦痛で苦しむことになる。不安、寂寞感、死の恐怖などの精神的苦痛、残された家族、家計の心配、仕事の心配などつきることはない。遠慮なく訴えることである。腫瘍精神科医、看護師だけではなく、医療心理士などが対応してくれる。

このような耐えがたい苦痛に対応する手段については、日本緩和医療学会が治療指針を発表している。[14] 多くの場合、鎮静剤を用いることで患者の負担を抑えることができる。静脈麻酔によって、一定時間後には目が覚めるようにすれば、家族と話すこともできる。

4　延命治療について自分の意思（リビング・ウィル）を明確に示す

延命治療についての意思を明確に

どのような治療を受けるか、あるいは拒否するかを決めるのは本人である。本人の意識がしっかりしているうちに、家族、医療関係者と相談して「リビング・ウィル（Living will）」を決めておく。そのような決め方を英語では「Advance Care Planning（ACP）」と呼んでいるが、[15]厚労省はそれを「人生会議」と意訳した[16]（「人生劇場」ではない）。「人生会議」で作ったリビング・ウィルがしっかりしていれば、どこの病院でもそれを尊重して延命治療を行うであろう。関係者のサインの入った紙で残すことを勧めたい。

患者が意思表明をできない場合について、厚労省は次のような指針を出している。[17]

家族等が本人の意思を推定できない場合には、本人にとって何が最善であるかについて、本人に代わる者として家族等と十分に話し合い、本人にとって最善の方針をとることを基本とする。

家族から異論

契約が重視されない日本では、リビング・ウィルを書類で残したとしても、実施の段階で誰かが異論を挟むと簡単に覆（くつがえ）ってしまうことがある。延命治療は行わないと決めておいても、家族の誰かができるだけ長く生かしてほしいと、涙ながらに嘆願すると、それを断るのは難しい。人工呼吸器も胃ろうも拒否すると決めていても、親族の誰かが「食べさせないから死ぬのだ。胃ろうを作れ」と迫るかもしれない。本当は、「食べないから死ぬ」のではなく、「死ぬから食べられない」のだが、「お前が殺したのだ」と、看病していた妻が言われたという話を聞いたことがある。なかには、家族の誰かが来るまで生かしておいてほしい。その人が死に目に会えたら、呼吸器をもう外してほしいなどと、勝手な依頼をする人もいる。その通りにして送検された医師もいる（症例9-3）。

医療に携わる人が等しく経験しているのは、そのような事態を招くのは、直系家族、とりわけ遠くにいる家族に多い。遠くにいるために、看病できなかった「うしろめたさ」からであろう、少しでも長く生かしたいという気持ちが強い。リビング・ウィルの重さは、家族のメンバー全員に知らせておかねばならない。

病院の経営

延命治療をしないで自然に死なせてほしいと書いてあると、急性期病院には受け入れてもらえないかもしれない。急性期病院は、がん、心筋梗塞のような「急ぎ」の病気を治療するところである。そのため、入院期間が長くなると、保険の点数が低くなる仕組みになっている。治療をせずに、自然に死にたいという希望は、病院設置の目的に反することになる。結局、長期療養型病院か、介護施設、自宅で死ぬ方法を選ばざるを得なくなるであろう。

［コラム10−1］　マーラー交響曲9番

グスタフ・マーラー（Gustav Mahler：1860〜1911）の交響曲第9番をサントリーホールで聴いた。指揮は、シンガポール出身のカーチュン・ウォン（KahChun Wong）。マーラーの曲の指揮者コンクールで優勝した若手指揮者である。

この交響曲は、彼自身が死を予感する中で作曲された。実際、彼は完成したこの曲を聴くことなく、世を去った。

弦楽器の静かな響きが、波のように繰り返される最終楽章は、まるで人の呼吸のようである。曲の終わりに近付くと、息の音は弱々しく、安らかに、そして静かに途絶える。曲が終わっても、指揮者はそのままの姿勢で指揮台に立ちつくしている。静寂の10秒。それは、90分に及ぶこの曲のなかでも、さまざまな思いが凝集されたもっとも心に残る時間であった。

本書の校正中に、カーチュン・ウォンの指揮によるこの曲を聴いた私は、死のもつ重みを改めて感じながら、演奏会をあとにした。

第11章　遺された人、残された物

四照花の一木覆ひて白き花咲き満ちしとき母逝き給ふ[1]　**上皇后陛下**

何気なく見た風景がいつまでも心に残っていることがある。上皇后陛下にとって、ヤマボウシの白い花は、特別に悲しい花になったのではなかろうか。「ねむの木の庭」として公開されている上皇后陛下のご実家（東京都品川区）跡には、今でもヤマボウシの木が白い花をつけている。私は、「ねむの木の庭」を訪ねた折、木の前の歌碑に心を打たれ、短歌を写しとった。

1　遺された人

症例11－1・フィリップ殿下

ネットフリックスのドラマ『ザ・クラウン（The Crown）』（シーズン5エピソード2）に、5歳の子どもを小児がんで失った女性に、遺された者の深い悲しみ（Grief）について、フィリップ殿下が話すシーンがある。

その昔、大好きだった姉のセシルを飛行機事故で失った。

その時に、悲しみとは、真の悲しみとはどんなものかを知った。

体内を這い回り、そこに巣食い、皮膚の一部、細胞の一部となって住み着くのだ。永遠に。

でも、やがてその悲しみを受け入れて共に生きることを学び、再び幸せを感じられようになる。

ただし、その幸せは以前とはかたちが違うだろう。

でもそこがまさに鍵で、常に新たな幸せのかたちを模索し続けるのだ。


（日本語訳は著者による。なお、「悲しみ」の英語の台詞は「Grief」である。）

人の感情は幾重にも重なっている。表面には、その場、その瞬間の感情があるが、その下にはこれまでの思い出が重なり、さらに深く埋もれた感情がある。それを、フィリップ殿下は、身体に住み着くと表現した。深い悲しみは、大笑いしたあとでさえ、ふと顔を出すことがある。電車に乗っているときに突然涙が出てくる。人々はそのような悲しみをいくつも抱えて生きているのだ。

症例11－2・戦没画学生の恋人

長野県上田市郊外の小高い丘の上に、窓のないコンクリートがむき出しの建物がひっそりと建っている。「無言館」だ。館主の窪島誠一郎は、全国に散らばっていた戦没画学生たちの絵を集め、それを展示するために、人里離れたこの地に無言館を建てた。中に入ると、抑えた照明の壁に絵が飾られている。説明を読んでいくうちに人々は言葉を失う。戦場に赴く画学生たちが残した絵から、彼らの悲痛な想いが伝わってくる。

日高安典（ひだかやすのり）の描いた裸婦像が飾られている。彼は、「あと5分、10分描いていたい」「生きて帰ってきたら、必ず続きを描く」といって出征した。1945年、満州からフィリピン・ルソン島に転戦し戦死。享年27。

モデルの恋人が無言館を訪れ、55年ぶりに自分の絵と向き合った。彼女が残した文をもとに

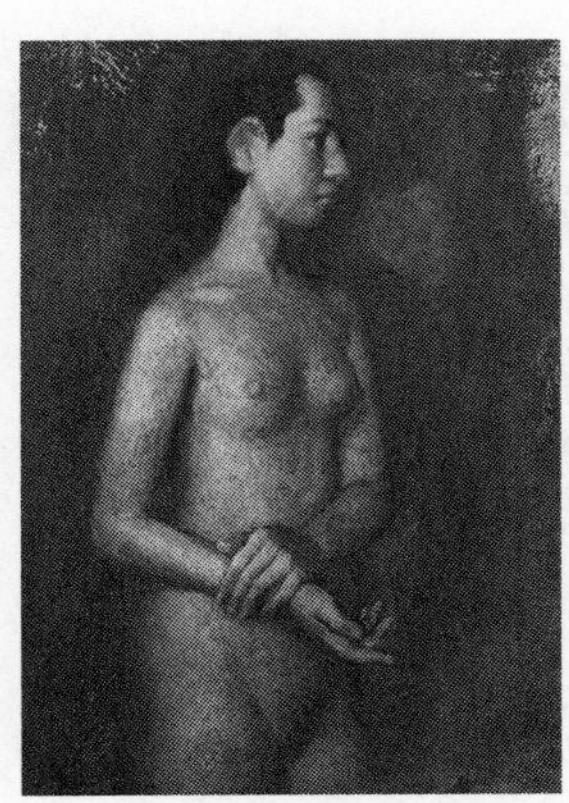

図11-1　日高安典による裸婦像（無言館蔵）

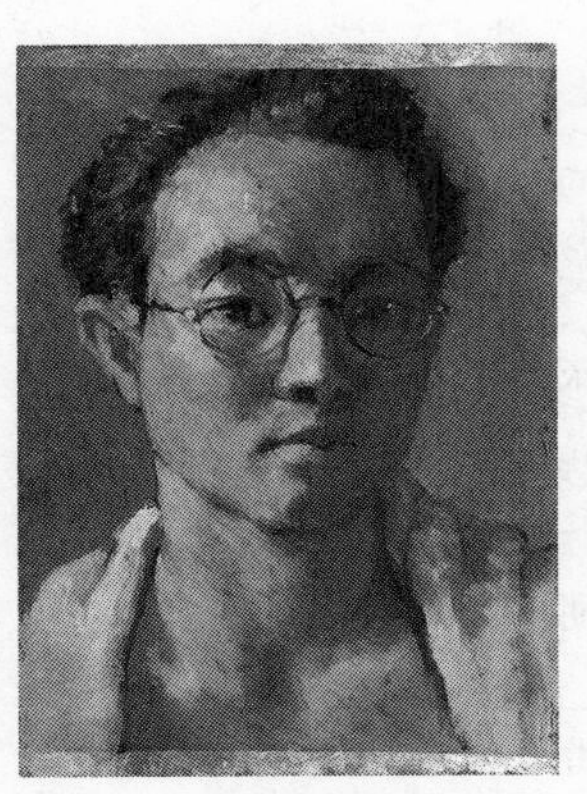

図11-2　日高安典による自画像（無言館蔵）

窪島が朗読した文章があり、それをＮＨＫの番組では吉永小百合も朗読している。[2]

安典さんへ

安典さん、日高安典さん。わたし、来ました。とうとうここへ来ました。とうとう、今日、あなたの絵に会いに、この美術館にやって来たんです。わたし、もう、こんなおばあちゃんになってしまったんですよ。だって、もう、五十年も昔のことなんですもの。安典さんに絵を描いてもらったのは。でも、今日は、決心して、鹿児島からひとりでやって来たんです。70を過ぎたおばあちゃんには、とっても、とっても長い旅でした。朝、一番の飛行機に乗って、何十年ぶりかで東京の人ごみに揉まれて、この遠い遠い、信州の美術館にやって来たんです。そして、そして、あなたが、わたしを描いてくれた絵の前に立ったんです。

安典さん、日高安典さん、会いたかった。あれは、まだ、戦争がそう激しくなっていなかった頃でした。安典さんは、東京美術学校の詰襟の服を着て、わたしの代沢のアパートによく訪ねてきてくれましたね。わたしは、洋裁学校の事務をしていましたが、知人に紹介されて、美術学校のモデルのアルバイトに行っていたのでした。いつの間にか、お互いの心が通じあって、わたしの部屋で、ふたりで、あなたの好きなベートーベンとメンデルスゾーンのレコードを聴いて、楽しかったあの頃のことが、つい、昨日のことのようです。あの頃はまた、遠い外国で日本の兵隊さんが、たくさん戦死しているなんて意識などまるでなくて、毎日毎日、わたしたちは、楽しい青春のなかにおりましたね。（……）

安典さん。私、覚えているんです。この絵を描いてくださった日のことを。初めて裸のモデルを務めたわたしが、緊張にブルブルと震えて、とうとうしゃがみこんでしまうと、「僕が一人前の絵描きになるためには、一人前のモデルがいないとだめなんだ」と。わたしの肩を絵具だらけの手で抱いてくれましたね。なんだか、わたし、涙が出て、涙が出て。けれど、安典さんの真剣な眼を見て、また、気を取り直してポーズをとりました。あの頃、すでに、安典さんはどこかで、自分の運命を感じているようでした。今しか、僕には時間が与えられていない。今しか、あなたを描く時間が与えられていないと。それは、それは、それは、真剣な眼で絵筆を動かしていましたもの。それが、それが、この二十歳（はたち）の私を描いた安典さんの絵でした。（……）

安典さんは、昭和19年夏、出陣学徒として、満州に出征していきました。できることなら、できることなら、また、生きて帰って、君を描きたい、と言いながら。

安典さん、日高安典さん。あなたの故郷の種子島は、今もハイビスカスの咲く、美しい島です。あなたは、わたしが同じ鹿児島の人間だと知った時、「奇跡だ。これは、奇跡だ。こんな広い東京で、同じ故郷の人と会えるなんて」と、飛び上がらんばかりの喜びようでしたね。

今だから話せますが、わたし、実は、もうあの頃、故郷には、両親の薦める人がいたのです。でも、安典さんに召集令状が届いた時、もう自分は故郷に帰らない、と心に決めました。安典さんが帰ってくるまで、生きて帰ってきて、また、わたしを描いてくれるその日まで、いつまでも、いつまでも、待ち続けようと、自分に言い聞かせたのです。

それから、50年、それは、それは、本当にあっという間の歳月でした。世の中もすっかり変わっちゃって。戦争も随分、昔のことになりました。

安典さん。わたし、こんなおばあちゃんになるまで、とうとう結婚もしなかったんですよ。一人で一所懸命、生きてきたんですよ。

安典さん。日高安典さん。あなたが、わたしを描いてくれた、あの夏は、あの夏は、わたしの心の中で今も、あの夏のままなんです。

症例11－3・垣添忠生

垣添忠生の奥さんが亡くなったのは、2007年12月31日だった。昭子夫人との結婚は、必ずしも家族から祝福されたわけではなかった、と垣添は正直に書いている。12歳年上の人妻、そして垣添は彼女の担当医であった。ふたりはお互いによく理解しあう幸せなカップルであった。土曜日に仕事が終わると、ふたりで映画を見るのが常だった。五十音順の関係でいつも会議の席が隣りだった私は、彼に見るべき映画を推薦してもらっていた。

2006年の春、彼女の肺に4㎜の小さい肺がん（小細胞がん）が見つかった。[3] 陽子線治療によって完全に消失した。ところが、半年後には肺内のリンパ腺に転移が見つかった。その3カ月後には全身に転移した。化学療法も効かなかった。２００７年12月28日病院に外泊届を出して自宅に戻った。

〔12月31日の午後、昏睡状態であった彼女は〕突然半身を起こし、両眼を大きく開けて私を注視し、自分の右手で私の左手をギュッと握ったのだ。そうしてガックリと顎が落ち、心肺停止に至った。夕刻6時15分のことである。（……）この最期の瞬間における心の通い合いが、その後、私を襲った激しい苦悩と悲嘆から立ち直るための大きな支えとなった。

垣添は、グリーフから立ち直るため、居合抜き、登山などを積極的に実践した。足を鍛えるため、両足につけている2kgの重りを見せてもらったことがある。

しかし、心の奥底深くには決して癒えることのない深い悲しみが巣くっている。ふとしたはずみにそれが頭をもたげてくることも多い。

それを少しでも減らすために、上着の内ポケットに収めた手帳の中に、妻の写真をいつも入れておくようになった。これは有効だった。[3]

垣添は、四国のお遍路の巡礼に出た。[4]

盛夏に600キロメートル近くを歩くことも含めて、もっとも過酷な状況に身を置くこと。それはとりも直さず妻との40年にわたる人生を、他事にわずらわされることなく集中して追体験することになるのではないか。それこそがまさしく妻の鎮魂になると考えたのである。(……)

出発時には「妻の慰霊」がこの巡礼の目的だと考えていたが、開始後すぐに「妻に対する感謝」に目的を修正した。そして、これはこの約1ヶ月間、変わることはなかった。妻は慰霊の対象などではなく、日々私とともに歩いてくれていたのだ。

2 不条理な死

われわれは、死は必然であることを理解しているのに、いつ死ぬか、どのように死ぬかについて何も知らない。われわれは、死が遠くにあると楽観して、不確実の世界に生きているにすぎない。生きる意味は生きているときにしか存在しない。死んだあとには、本人にとって、無意味な世界しか残っていない。不確実かつ無意味という点で考えても、死は常に不条理である。

毎日、新聞を広げると、世の中は、不条理な死で埋め尽くされている。犯罪の犠牲者、交通事故で亡くなった人、自然災害の犠牲者、自殺した人、ロシアの侵攻で亡くなったウクライナの人たち、そしてイスラエルのミサイルによって死んだガザ地区の子どもたち、みんな不条理な死だ。

伴侶を失う

人生を分かち合い、家族を築いてきたふたりは、いつかひとり残される。それまで、ごく当たり前のように一緒に生活していたのに、その人がいなくなる。自分でも予想しなかったような深い悲しみにおそわれる。食事のたびに、いつも座る椅子に誰も座っていない。スーパーに行っても、買い物の相談をする人はいない。喪失の悲しみは、次第に深くなる。

先に死ぬしあはせなどを語りあひ遊びに似つる去年（こぞ）までの日よ[5]　清水房雄

あほやなあと笑ひのけぞりまた笑ふあなたの椅子にあなたがゐない[5]　永田和宏

子を失う

子どもに早く死なれるほど、悲しいことはない。幼い子を失った親は、街で幼子を見るたびに、早世した子の歳を数え、涙ぐむ。フィリップ殿下が言うように、子を失った悲しみは人の中に住む。永遠に住みつくであろう。

わが妻は吾子の手握り死にてはいや死にてはいやと泣きくるひけり[5]　木下利玄

親を失う

子を残して早世した親は、成長する姿を見ることもできず、どれほど無念であったろうか。先の大戦で父を亡くした悲劇は、今でもウクライナの大地で繰り返されている。結核が不治の病であった時代には、子を残し、若くして亡くなる母が少なくなかった。私も1歳にならないうちに母を結核で失っている。感染を恐れたのであろう、私は父や祖父母に抱かれた写真はあるが、母に抱かれた写真はない。永田和宏もそうであった。永田は書いている。「母に抱かれた記憶をもたないということは、いつもどこかに自らの基底への不安に似た感情をもたざるを得ないものです」。

母を知らぬわれに母無き五十年湖（うみ）に降る雪ふりながら消ゆ[6]　永田和宏

友人を失う

70歳を超え、80歳になると、友人の訃報が次々に届くようになる。この数年だけでも、私は、たくさんの友人を失った。中学、高校、医学部でともに学んだ仲間たち、ウィスコンシン大学、

WHO研究所の同僚、上司。夜ベッドに入ると、彼ら彼女らを思い出し、在りし日の姿を目に浮かべ、声を聞く。それは、悲しくも、懐かしい時間である。

いつもだと二言、三言私語を交わす君がいないのは　今日は君の葬式だからだ[7]　市来勉

3　グリーフから立ち直るため

不条理な死は、いつまでも、深く心の奥深くに残る。自殺者の家族は、自分のどこが間違っていたのかと、自らを責め続ける。フィリップ殿下が言うように、悲しみは人の中に住む。永遠に住みつく。そして、ふいに顔を出す。やっと立ち直ったと思ったのに、ニンジンを切っているときに突然思い出し、涙が出て止まらなくなる。前とは同じにはなれないだろうが、新しい道を探すほかにない。グリーフから立ち直る処方を、垣添忠生に聞こう。

垣添は、自らの経験を基に『悲しみの中にいる、あなたへの処方箋』という本を出している。[8]悲しみの深い傷を癒やすのには、「グリーフケア」と「グリーフワーク」が大事だと、垣添は言う。「グリーフケア」は周囲の人からの助け、「グリーフワーク」は悲しみの中にいる本人が取り組む悲しみを癒やすための作業である。

涙を流す

死別の悲しみの最も有効な対処方法は、泣くことである。涙には大きな癒やし効果がある。泣くことにより感情が解放され、浄化される。泣くのは、心が癒えようとする要求でもある。我慢や遠慮をせずに、大いに涙を流す方がよい、と垣添は書いている。

大泣きに泣きたるあとにまた泣きて泣きつつ包丁を研ぎいたるかな[9]　永田和宏

言葉にして苦痛を吐き出す

言葉は、涙と同じように、感情を解放する力がある。安心できる友人や知人、カウンセラーや医師に、あるいは、「分かち合いの会」に参加し、自分の体験や思いの丈を語り尽くす。そういう機会がなければ、写真に語りかけるだけでもよい、ノートに正直な気持ちを書き綴るだけでもよいと、垣添は説く。

ひとりで苦しまない

垣添は、ひとりで苦しまないように助言する。「人に助けを請うことを遠慮する必要はありません。（……）どんなに有能な人でも、どんなに強い人でも、なんらかの助けがいるものです」。

上智大学名誉教授で哲学者のアルフォンス・デーケンも、「援助の手をすべて拒否する姿勢をとっている人は危険です。極端な苦しみの中にあるときは、だれもが謙虚に、人の援助を受けるべきなのです」と助言している。[8]

サポート・グループ、カウンセラー、医師の援助を受ける

苦難を乗り越えるためのサポート・グループは、がん、アルコール依存症など様々な分野で、お互いに困難を乗り越えるために、体験者が自分の体験、苦しみを話し合って支え合う。死別の悲しみの相談に乗るグリーフ・カウンセラーに相談する。腫瘍精神科の医師は、話を聞き、助言してくれるであろう。

生活の負担を減らしてしっかり悲しむ

死別悲嘆の急性期には、できるだけ仕事や家事の負担を減らし、責任や義務を軽くするよう、垣添はすすめている。悲しみから目をそむけたり、ほかのことで気をそらしたりしていると、悲嘆の経過が長引いたり、悪化することがあるという。

区切りのセレモニーを行う

仏教でも、キリスト教でも、死後一定の時間をおいて、死者を偲ぶセレモニーが行われる。

その機会に、家族、親しかった人が集まり、故人の思い出を語り合うことにより、時の経過をあらためて確認し、自分の状態を自覚することになる。垣添は、百箇日に納骨したころから、涙にくれ、酒に溺れていた毎日を、「これでいいのだろうか」と思い始め、前向きに生活できるようになったという。

遺志により葬儀はこれを行はずふかくおもひていまだも言はず[6]　上田三四二

葬儀はしなくてもよい、墓も作らなくともよいと思っている人は少なくないかもしれない。しかし、なかなか家族には言い出せないでいる。言われたとしても、家族の気持ちは複雑であろう。亡くなった人は「そこにはいない」かもしれないが、墓参りは、遺族にとって故人とのつながりを確認するひとつの儀式なのだ。

自分なりの死生観を持つ

「はじめに」で述べたように、本書では宗教的な考え、スピリチュアルな経験をあえて取り上げなかった。しかし、あの世での再会を信じている人がたくさんいることは理解している。日野原重明（聖路加国際病院名誉院長）の言葉を聞こう。「遺された人々が「人間のスピリットは亡くなった後にも存続する」「人間には死後、あらたな人生が展開される可能性がある」と信仰することはとても重要です。こういったことを信じきることができると、たとえ深いグリーフを経験しても、その人はふたたび生産的な人生を取り戻すことができるのです」。

身体を動かす

垣添は、「外の新鮮な空気に触れ、陽の光を浴びる。（……）息を吸って吐くという命の基本動作に意識を向ける。筋肉の動きや、からだの内部から生じる熱を感じる――。こういったことを日々の生活に取り入れることは、こころとからだの滋養」になると推薦する。

4 死んでも心のなかで生き続ける

吉田富三の言葉

私は、日本のがん研究の基礎を築いた吉田富三の孫弟子にあたる。彼は、医学だけでなく、国語審議会の委員としても活躍した。現在の「漢字かな交じり」文が正式な日本語であると主張し、認められた。

吉田の残した手帳には、次のような詩があった。[10]

父が死んだ

父の方からみれば
私が消え、私が死んだのだ

母のときも同じだ
母からみれば
私が死んだのだ

たくさんの友人も知人も
死んだり
再会のときなく別れたり
彼らから見て
私は何度か
数限りなく
死んでゐる

吉田富三の息子の吉田直哉（元ＮＨＫディレクター）は、次のような文章を残している。[11]

人がひとり死ぬということは、単にひとつの命が消えるというだけではない（……）私が死ぬと、私のなかで私と共に生きてきた何人もの、すでに死んでいる人びとがもう一度死ぬ。（……）死者ばかりではない。たくさんの、すでに失われた風景も永遠に消えてしまうのだ。

『モリー先生との火曜日』

『モリー先生との火曜日』は、2000年代の初め、『ニューヨーク・タイムズ』紙のノンフィクションベストセラーに選ばれた本である。[12] かつての教え子の著者、ミッチ・アルボム（Mitch Albom）は、ALS（筋萎縮性側索硬化症）で闘病しているモリー・シュワルツ教授（Morrie Schwartz、ブランダイス大学社会学教授）を毎週火曜日に訪問し、彼の言葉を聞き取った。

死期が迫っていることを知っているモリーは、死、恐れ、老い、欲望、家族、社会などの問題について、著者と平易な言葉で語り合った。そこには、同じような境遇にある人々だけでなく、健康で死など考えることもない人々にも、深く考えさせる問題が提起されている。死についてのモリー語録と言うべき言葉をいくつか示そう。

- 彼がこの病気を告げられたときに思ったのは、「思った通りに生きよう」「品位をもって、勇気とユーモアと落ち着きを忘れずに」
- 「死ぬ前に自分を許せ」「やらなかったことすべてについて。やるべきなのにやらなかったことすべてについてね」「それから人を許せ」「いつまでも意地を張っていたり、恨んでいても、ろくなことはないよ」

・「みんな死のことでこんなに大騒ぎするのは、自分を自然の一部とは思っていないからだよ。人間だから自然より上だと思っている」

・モリーは火葬を望んだ。そして一つ付け加えた。「焼きすぎないように気をつけてくれよ」

・「思い出はすべてそのまま残っている。死んでも生きつづけるんだ。——この世にいる間にふれた人、育てた人すべての心の中に」

・「死で人生は終わる、つながりは終わらない」

5 残された物

エントロピーで考える

死後に物が未整理のまま たくさん残るのは、熱力学の第二法則（エントロピーの増大）にしたがえば当然の結果である。そこで、熱力学の観点から、生と死と遺産処理をどうすればよいかチャットGPTに聞いてみた。まず、生と死についての回答から記そう。

熱力学には第一法則と第二法則があります。熱力学の第一法則（エネルギー保存の法則）はエネルギーは変換されるが、生成または消失することはないという法則です。（……）第二法則（エントロピー増大の法則）により、自然界ではエントロピー（無秩序さ）は常に増加します。秩序を維持するためにエネルギーが必要です。

熱力学的な観点から見ると、人間の死はエネルギーの供給の停止とエントロピーの増加の結果として現れます。エネルギーの供給が停止すると、生命活動が維持されず、組織や臓器の機能が低下します。同時に、エントロピーの増加により、体内の秩序が崩れ、生命の維持が不可能となります。

次に、熱力学的遺産整理について、チャットGPTに質問してみた。

遺産の整理はエネルギー保存の法則に似ています。エネルギー保存の法則では、エネルギーは消失せずに変化するだけであり、遺産の場合も遺された資産や財産は消えるわけではなく、遺産の相続人や受取人に移行していくと考えられます。

また、遺産の整理はエントロピーとも関連しています。遺産が整理されていない場合には、遺産の取り扱いに困難を抱え、整理された遺産は、遺産の分配や管理を効率的に行うことができるため、エントロピーが低いと言えるでしょう。

これらの説明は比喩的な表現であり、実際の物理的な熱力学の法則とは直接的な関係はありません。遺産の整理は法的・経済的な側面や感情的な要素も含まれる複雑なプロセスであることを理解しておく必要があります。

最後の3行は、無理な質問に困ったチャットGPTが、もっと常識的に考えなさいという忠告であろう。そこで、熱力学抜きに遺産の整理について尋ねた。

遺産の整理は、亡くなった方（被相続人）から残された財産や資産を適切に処理するプロセスです。

遺産の相続人の確定／資産の評価／債務の精算／遺産分割の協議／税金の申告と納付／資産の移転／遺産分割の合意書

の7項目をあげたあと、次のように忠告してくれた。「遺産の整理は複雑な手続きであり、法律や税金に関する知識が必要です。相続人が和解に至れない場合や遺産に紛争がある場合は、弁護士などの専門家の助けを借りることもあります」。

無理に熱力学に解決を求めるのは「頭の体操」にはなるが、実務的には熱力学抜きの方が具体的でわかりやすいことがわかった。

遺言状

「跡を濁さず」に飛び去るために一番大事なのは、遺言状を作っておくことだ。遺言書の書き方の本がたくさん出ているが、かなり面倒くさいことばかりが書いてある。私の場合は、信託銀行に家族全員で行って、その前ですべての財産を明らかにし、遺言書を作ってもらった。お金はかかるが、それ以上に相続税を安くする方法を考えてくれたので得をした。

遺言状以外にも大事なことがたくさん残っている。銀行口座、クレジットカード、印鑑、パスワード、デジタル遺産、さらに、思い出の品、価値のある品物、書類、写真などの記録についても、遺言を残しておく必要がある。それがあるかないかで、遺族の苦労は相当に減るはずである。

断捨離

死ぬ前に身の回りをきれいに断捨離して死ぬことができれば、遺族は非常に助かるであろう。しかし、断捨離は、ものすごいエネルギーを必要とする。それに、思い出など感情が移入された物も少なくなく、心理的な圧力もある。子どもに手伝ってもらえば、必ず親子げんかになる。

断捨離は、身体が弱ってきたら無理だ。寝込んでしまったり、認知症になれば不可能である。そのようになる前に少しずつ進めるほかないとわかっているのだが、なかなかできないでいるうちに、年をとってしまう。

遺された家族が、亡くなった人の思い出話をしながら片づけるのも悪くないだろう。それでも片づかなければ、遺品整理業者に任せるよう、遺言状に書いておこう。安く買いたたかれたとしても、自分の懐に入るわけではないので気にしない。

私の友人は、死ぬ前に飲むべく、最高級赤ワインの「ロマネ・コンティ」を大事にとっておいた。しかし、そのときになったら、彼にはワインを飲むだけの体力が残っていなかった。「ロマネ・コンティ」は息子が引き取った。お金も含めて大事なものは、死ぬ前に使ってしまった方がよい。

デジタル遺産

コンピュータ、スマホなどのデジタル機器には、膨大な情報が入っている。デジタル情報は外から見えない。コンピュータやスマホの中身は、複雑に入り組んでいて、持ち主でさえも迷子になるほどだ。その上、パスワードがかかっている。デジタル遺産は、残す方にとっても残された方にとっても、かなりやっかいな問題だ。何冊かの本も出版されているので参考にしてほしい。[13、14、15]

デジタル機器と情報は次のようになる。

・デジタル機器：パソコン、スマホ、タブレット、デジタルカメラ、メモリ
・オフライン情報（ネットにつながっていない情報）：写真、動画、音楽、原稿などの個人用情報、および、仕事のファイルなど
・オンライン情報（ネットにつながっている情報）：メイル、ネットバンク、〇〇Pay、ネットショップ等のアカウント、ＳＮＳ、サブスクリプション（ソフト、有料サービスなど）

実際には、オフラインだと思ってもオンラインのものもあるので、区別は困難なことが多い。別な観点から分類してみよう。

・パスワード（ＰＷ）：スマホ、コンピュータ、クレジットカード、銀行口座、マイナンバーカードなどなど
・家族に残したい／残すべき情報：銀行口座、クレジットカード情報、写真など
・会社などに残すべき情報：仕事の情報、契約関係、経過説明など
・隠したい情報：もめ事の記録、見られたくない情報など

ＰＷの保存

デジタル遺産は厖大な情報を含むだけに、その処理は大変である。ＰＷも一覧表にして残さ

ないと、遺された人が情報にアクセスできないことになる。特に大事なのは、スマホを開くためのPWであると、『スマホの中身も「遺品」です』の著者、古田雄介はいう。[14] 急死した人のスマホを遺族が開けられなく、困ったという例がたくさんあるという。あのFBIでさえ、押収したスマホを開けられなかったのだ。10回間違えると、中身が初期化されるソフトが入っていることもある。

だいたい、PWは、本人でもわからなくなることが珍しくない。PWのリストをコンピュータに残すときには、リスト自身をPW化しておく。PWリストは印刷してどこかに隠しておくのがよい。印刷すれば、PWは丸見えになるが、修正テープで隠しておく方法がある。

遺族に残したい情報、写真などをタブレットに移し、本体のコンピュータ、ソフトはすべて捨ててよいと遺言しておけば、遺された人の心の負担はずいぶん軽くなるであろう。デジタル機器の廃棄は、完全に内容を消してくれる業者に頼む。パソコンは、購入した会社に回収してもらえば、安全である。

デジタル機器に入っている、たくさんのサブスクリプション（ウイルス対策ソフト、オフィスソフト、PDFソフト、Amazon、ネットフリックスなど）の支払いは、お金を引き落とす先の銀行口座、クレジットカードが死亡により閉鎖され自動的に停止になる。しかし請求書が消えずに積算されることがあるので、解除の手続きをしなければならない。

ピンピンコロリで死んだら、このようなことは一切しないですむ。しかし、そのぶん、遺った人に迷惑をかけるのだ。やはり、コロリと死ぬわけにはいかない。

完璧な人などいない

死ぬ前に、自分の持ち物を断捨離し、身の回りをきれいにし、デジタル遺産もきちんと片付けて死ぬなど不可能だろう。マリリン・モンロー、ジャック・レモンの映画『お熱いのがお好き』（1959年）の最後の台詞のように、「完璧な人などいない（Nobody's perfect）」のだ（この台詞には解説が必要かもしれない。ギャングから逃れるため、女装してマリリンの女子楽団に入ったジャック・レモンが金持ちの老人に結婚を申し込まれ、ボートで連れて行かれる。レモンは、かつらを投げ捨て、"I am a man"と叫ぶのだが、老人は平然と"Nobody's perfect"といった）。

第12章　理想的な死に方

つひにゆく道とはかねて聞きしかど昨日今日とは思はざりしを[1]　在原業平

いちはつの花咲きいでゝ我目には今年ばかりの春行かんとす[2]　正岡子規

いつしかも日がしづみゆきうつせみのわれもおのづからきはまるらしも[1]　斎藤茂吉

これらの和歌は、在原業平（825～880）、正岡子規（1867～1902）、斎藤茂吉（1882～1953）の辞世の歌といってもよいだろう。死を強く意識し、死の近いことを覚悟していたことがわかる。1100年の時を経てもその思いは同じだ。

1　死の考えは大きく変わった

うらやましい死に方

作家の五木寛之は、読者投稿404通を基に『うらやましい死に方』という記事を『文藝春秋』2023年新年号に書いている。[3]1999年、2013年に続いて3回目という。これまでと比べて人々の死に対する考えが大きく変わったことを実感したと五木は言う。10年前までは、「俺は死にたくない！」と是が非でも生きることに執着したり、家族が悲しみに打ちひしがれて、泣きわめいたりするような投稿があったが、今回はそのような場面はほとんどなかったという。がんであっても、残された余命の中、家族で最後の海外旅行に出かけたという事例があった。釣り、写真、囲碁、麻雀など最期まで好きなことをしているときに亡くなった「うらやましい死に方」もあったが、多くは家族に見守られながら最期の時を迎えている。五木の言葉を借りれば、「多くの人が死を自分の身に起こり得る出来事として、あるいは日常の延長の死をごく自然に受け入れている。（……）日本人の死生観が大転換を遂げていることを、現実のものとして明確に実感できました」。それを、五木は「死の日常化」と呼んでいる。

死が日常化したのは、日本人の寿命が延びて、3分の2が80歳以上で、3分の1が90歳以上で亡くなること、老衰による死者が12％に達していることとも関係があるだろう。加えて、医療側がインフォームド・コンセント（第4章）により、正直に患者の病状を伝えるようになった。十分に生きた、病気の先行きも理解できたということが、「死の日常化」の背景にあるのではなかろうか。

五木寛之は宗教についても指摘する。「人々はもはや宗教を必要としていない」というのだ。今回の投稿には、「死後の世界はどうなっているのか」「死んだら自分の霊魂はどうなるのか」

などと疑問を抱く人はほとんどいなかった。換言すれば、死が日常化した今、宗教にすがり付くほど、人々は死を恐れなくなったというのである。

2 生きることに意義を求めない

黒澤明の映画『生きる』(1952年)の冒頭、画面一杯に胃のレントゲン写真が写される。志村喬扮する渡辺勘治市民課長は、噴門部癌に冒され、余命幾ばくもない。彼は、自らの人生を振り返り、死ぬ前に市民のために公園を作ろうとする。雪の舞う寒い夜、自分の生きた証しとして完成した公園のブランコにのりながら、渡辺勘治はつぶやくように歌う(吉井勇作詞『ゴンドラの唄』)。

命短し恋せよ乙女/赤き唇褪せぬ間に/熱き血潮の冷えぬ間に/明日という日のないものを

その夜、彼は公園で死んだ。

よく言われることであるが、生きている限り社会に貢献しなければならない、それが生きがいであり、人の務めなのだと。それはそれで素晴らしいことではあるが、社会を乱すような行為をしていない限り、社会の一員として生きていること自体が社会への貢献である。理想的な人生とは、健康で長生きをし、人に迷惑をかけずに一生を終えることである。

黒澤明はそれを次のように言っている。

「演技は大根でも存在感の牛肉役者、脇を固める器用な味付け役、くさい演技のにんにく役者、無味無臭の水のような奴、全部必要さ」[4]

その通り。水は何よりも大事なのだ。

3　理想的な死に方

理想的な死に方とはどんな死に方だろうか。死んだ人に聞くわけにも行かないので、代わって次の7つの条件にまとめてみた。

(1)「ピンピン」と生きる。
(2)「コロリ」と死なない。
(3)「ごろり」と死ぬ。
(4) 病気をよく理解する。
(5) リビング・ウィルを決めておく。

(6) 遺る人に迷惑をかけないで死ぬ。
(7) 苦しむことなく、平穏に死ぬ。

(1) 「ピンピン」と生きる

「理想的な死」は「ピンピン」と生きることが大事だ。そのためには、よい生活習慣を心がけねばならない。タバコを吸わない、バランスのとれた食事をする、酒は適量、運動をする等の簡単な生活習慣を守る。それでも、病気になるだろう。ほとんどの病気は、最初はこれという症状もなく忍び寄ってくる。健康と思っていても、年に一回は健康診断を受けることによって、病気を早期に見つけて治すようにしよう。われわれは、世界の最長寿国、そして健康寿命の一番長い国で生活しているのだ。その名に恥じぬよう、80歳半ば以上まで「ピンピン」と元気に生き、そして寿命の限界に近づいたら、死を受け入れ、平穏に死にたいものである。

(2) 「コロリ」と死なない

世の中には、「ピンピンコロリ」が理想的な死に方という考えの人が多い。40歳から79歳までの男女８００人にどんな病気で死にたいかを聞いた第一生命経済研究所の調査によると、驚いたことに、65％の人が「心筋梗塞などで、ある日突然死にたい」と答えたというのだ（図12-1）。心筋梗塞がこんなに人気があるとは知らなかった。（２００３年調査）[5]。

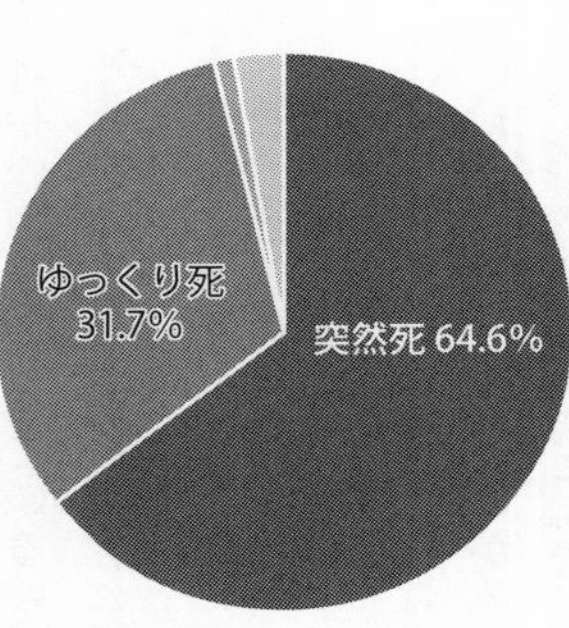

図12−1　死にたい病気

どんな最期が理想だと思うかという質問に対する回答⑸。約３分の２の人が心筋梗塞などによる突然死、３分の１が「ゆっくり死」と答えた

確かに心筋梗塞になると半分はその場で死んでしまう（第５章）。しかし、あなたには、いつ突然死んでもよいだけの心の準備ができているのだろうか。家族も、友人も、あなたがいつ突然死んでもよいと願っているはずがない。だいたい心筋梗塞なら楽に死ねると思うのが間違いである。強烈な胸痛が襲ってくるのだ。

「コロリ」と死にたいという人は、「長患いをして家族に迷惑をかけたくない」「苦しみたくない」「寝たきりで生きても仕方がない」というのが主な理由であろう。[5] それは、昔からある「ぽっくり信仰」と同じである。[6] しかし、「コロリ」と死んだら、周りは大変である。家族にもトラウマを残す。「死ぬということ」は人生の一大事であり、一大事業なのだ。それを突然終わらせるわけにはいかない。責任を果たしてから死んでほしい。

「ピンピンコロリ」が許されるとすれば、十分に歳をとり、誰も「まだ若いのに」とか「早すぎる」とか言わなくなった歳になってからのことである（たとえば、私）。85歳を超えていれば、「ピンピンコロリ」は悪くないであろう。本人も、周りの人も、口には出さなくとも、覚悟ができているはずだ。それでも条件はある。遺された人に迷惑をかけないよう、遺言など、死後の準備をしっかり整えてあることだ。

(3)「ごろり」と死ぬ

図12-1のアンケートで、3分の2は心筋梗塞などによる突然死を選んだが、残りの3分の1は、「病気などで多少寝込んでもいいから、少しずつ死に向かっていく」を選んでいる。「ゆっくり死」を選んだ人たちは、その理由として「死ぬ心づもりをしたい」「家族に迷惑をかけたくない」「きれいに死にたい」「少しでも長生きしたい」を選んでいる。

私は、「ゆっくり死」の方が、「コロリ」よりも、本人にとっても、周りの人にとっても「やさしい」死に方だと思っている。人生を終わるときには、それなりの時間をかけて自分の人生を振り返り、愛する人たちに感謝し、友人たちにお礼を言い、身辺を整理して死ぬ。「ごろり」として過ごす最後の時間があなたの人生を豊かにしてくれるだろう。

私は、これを「ピンピンコロリ」の向こうをはって、「ピンピンごろり」と呼ぶことにした。

井上ひさしの『にっぽん博物誌』に次のような言葉遊びが書いてある。[7]

「日本語は澄むと濁るで大ちがい、ハケに毛があり、ハゲに毛がなし」

同じ言い方をすると、「死ぬときは、澄むと濁るで大違い、「ピンピンコロリ」は時間なし、「ピンピンごろり」に時間あり」となる。

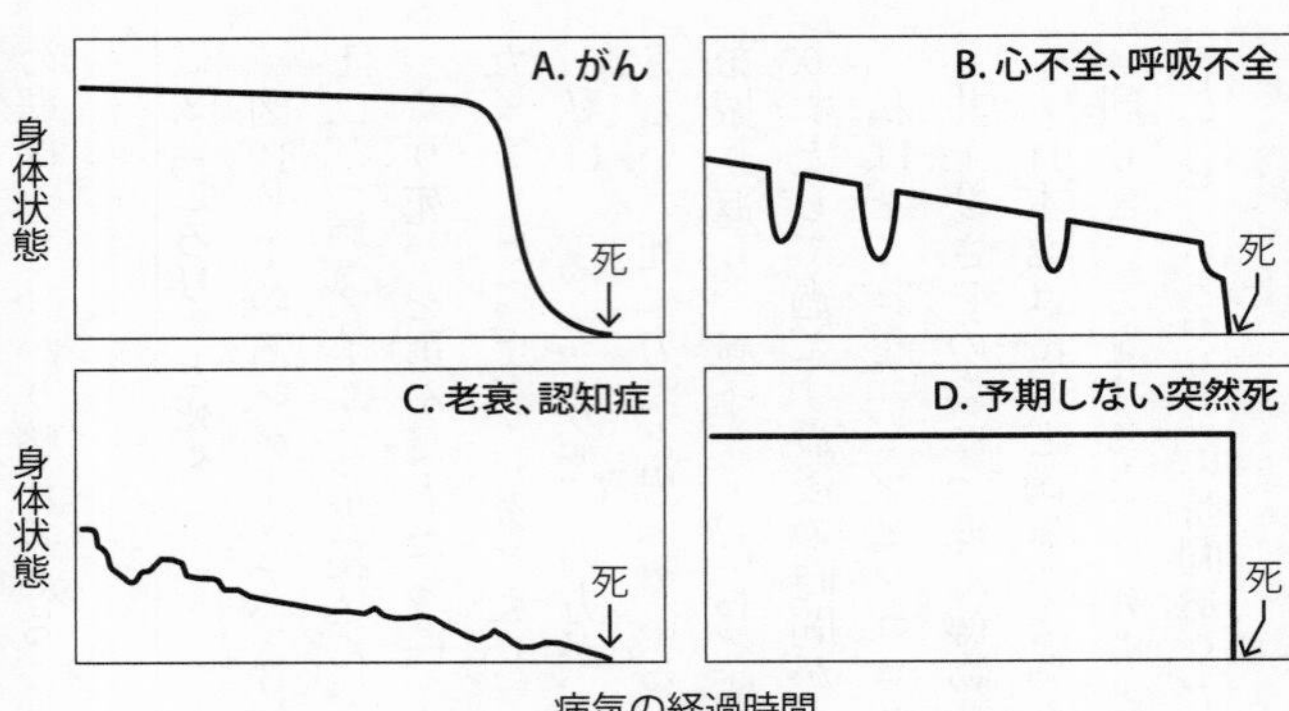

図12−2　死に至るプロセス

がん（A）、心不全、呼吸器不全（B）、老衰、認知症（C）、予期しない突然死（D）の死に至るまでの身体の機能レベルの推移。A−Cはそれぞれ、第4、5、8章で図で示した⑻。Dは著者原図

（4）病気をよく理解する

病気の経過もよく理解してほしい。がんには制限はあるものの普通に暮らせる時間が年の単位であるが、最後は月の単位で悪化していく（図12−2A）。循環器病は、第5章で示したように、発作を繰り返すので油断ができない（B）。認知症や老衰は、日常生活の活動が低くなり、次第に衰弱していくことは第8章で述べた（C）。突然死は文字通り急逝する（D）。人は死に近づくと、最後の数カ月には食べなくなり、水も飲まなくなり、ゆっくりと死んでいく（図10−1）。90歳を超えたら、次章で述べる「寿命死」が近づいてきていることを覚悟しなければならない（図終−1）。人は117歳を超えて生きることはできないのだ。

病気を理解するのは、治療だけではなく、死ぬときにも大切である。どこまで無理がきくか、

旅行ができる状態か、どんな症状が出たら危ないか、そのときにはどんな対応をしたらよいか、などなどを、本人と家族が理解していれば、残された時間を有効に使うことができるであろう。

終末期のある時点になると、薬も効かなくなり、治療の手段がつきてしまう。残念ではあるが、そのような時期が来ることを特に家族には理解してほしい。「先生何とか生かしてくださ い」と頼み、無駄な治療をすると、かえって患者を苦しませることになりかねない。ネットで見つけた、エビデンスのない治療法に引っかかるのもこの時期である。最期の段階が来ることを覚悟しておこう。

(5) リビング・ウィルを決めておく

終末期になったとき、どこまで治療してもらうか、あらかじめ、家族の理解の下に決めておくことは非常に大切である。どんなことをしてでも生かしておいてほしいと願う家族がいるかもしれない。しかし、本人がそれを望まないのであれば、はっきりと意思表示しておくことである（第10章）。

(6) 遺る人に迷惑をかけないで死ぬ

死ぬときには、家族には相当の負担をかけることになる。ともに生活し、お互いに頼りあってきたのだから、許してもらおう。しかし、自分の家で死にたいと思う気持ちはわかるが、無理をしない方がよい。一生懸命看病できる人もいるが、精神的、体力的に耐えられない人もいる。看取る人が倒れるようなことのないようにしてほしい。

もし遺言書も作らず、遺産の整理もせず、通帳、カードのリストも作らず、パスワードも知らせずに死んだら、遺された人は大変だ。必要な情報はわかるようにしておかないと、遺された人には、迷惑をかけることになる。少し元気なうちから始めよう。もめ事を残さないようによく話し合っておく。

遺された人の経済的負担も考えておかねばならない。介護、看取りで仕事を辞めるようなことのないようにしよう。遺された人には、まだ長い人生が残っているのだ。

家族としては、「あのとき早く気がつけばよかった」などいろいろ反省することもあるだろう。しかし、それを自分の責任のように考え込むことはやめよう。あなたは、一生懸命やったのだと、みんなが認めている。

(7) 苦しむことなく、平穏に死ぬ

そして、最後は苦しむことなく、平穏に死にたいものだ。ほとんどの人は、死ぬときの痛み、苦しみを恐れているが、死ぬ間際には、ベータ・エンドルフィンにより、幸福感のなかで、苦しむことなく死ねるというのが定説である。信じよう。しかし、そこに至る前には、痛いこともあるし、苦しいこともある。第10章で説明したように、そのときには、緩和医療がある。ひ

どい痛みにはモルヒネをはじめ、たくさんの痛み止めが用意されている。死ぬときの不安感、寂寞感にも対応できる。死ぬときになってまで我慢することはないのだ。

おそらく、一番、苦痛がないのは老衰であろう。寿命の限界まで生きて、食事をとらなくなり、眠るように死ぬ。家族に囲まれながら、最後の日を過ごし、枯れるように死ねればと思う。

ヘルマン・ヘッセが言うように、おだやかな死を迎えたいものだ。[9]

老いた人びとにとってすばらしいものは
暖炉とブルゴーニュの赤ワインと
そして最後におだやかな死だ――
しかし　もっとあとで　今日ではなく！

言うまでもないことだが、これらの条件は私の個人的な考えであり、今、病気で悩んでいる患者さん、その家族と診療に携わっている医療者はそれぞれ別な考えを持っているであろう。お互いに考えが違うときには、特に終末期医療については、リビング・ウィルに達するまで、話し合ってほしい。

終章　人はなぜ死ぬのか——寿命死と病死

さくらふぶきの下を　ふららと歩けば
一瞬
名僧のごとくわかるのです
死こそ常態
生はいとしき蜃気楼と[1]

茨木のり子

茨木のり子（1926〜2006）は、終戦翌年に現在の東邦大学薬学部を繰り上げ卒業し、たくさんの詩集、エッセイ、論文を発表した。引用したのは、彼女の『さくら』という詩の最後の5行である。

ここまで、「死」について、医学的立場から考察してきたが、ひとつ重要なテーマが残っている。それは、われわれを含むすべての生物（厳密に言えば有性生殖をする二倍体生物）は、なぜ死ぬのかという問いである。最後にこの根源的な問いにふたつの立場から考えてみよう。「寿命による死」と「個としての死」である。平たくいえば、われわれはなぜ「寿命が尽きて

から始めよう。

死ぬのか」となぜ「病気で死ぬのか」のか、という問題である。まず、寿命で死ぬメカニズム

1　なぜ寿命が尽きて死ぬのか

私はこれまで「生」の側から「死」を見てきたが、茨木のり子が「死」の世界から「生」を見ているのに感銘した。「死」こそ常態、その「無の世界」の彼方に蜃気楼のように揺らめく光。そしていつしか消える世界。それがいとしき「生」なのだ。

私が生まれる前、私はいなかった。私が死んだあとにも私はいない。われわれは、「無」から生まれ、数十年「生」を営み、数十回さくらを見た後、また「無」に戻るのだ。「無の世界」が何万年何十万年と続くのに、私の「生」はほんの一瞬の出来事にすぎない。そして、「生」は美しく輝く世界。それゆえに、われわれは「生」を大事にしなければならない。寿命が終わったとき、光り輝く「生」に別れを告げ、暗闇の世界に戻らなければならない。映画『レナードの朝』（１９９０年）で、嗜眠性脳炎の長い眠りから覚めたロバート・デニーロが、目が覚めて恋を経験したあと、再び眠りの世界に戻ったのを思い出す。

死んでいく人にとって、いとしき「生」の時間と別れるのは、耐えがたく辛いことだ。家族と友人にとってかけがえのない人を失う死は、最大の悲しみであり喪失である。それゆえに、

医療者は、患者の命を守るために一生懸命治療する。

寿命死という考え方

正直に言って、この本を書くまで、私は「死は必然」以上の死生観を持っていなかった。しかし、病気と死について調べ、たくさんの死に関する文学作品を読み、文章を書くなかで、私は学び、進化し、死と生についてひとつの考えがまとまり、そして茨木のり子の詩に出あった。大切なのは、「生」の継続時間である「寿命」である。彼女の表現を借りれば、蜃気楼が揺らめき輝いている時間である。寿命は、誕生から始まり死によって完結する。昔からいわれている「寿命が尽きて死ぬ」「天命を全うする」という言葉の本当の意味がわかった。

事故は一瞬

第8章で述べたように、ＷＨＯは人は病気か不慮の事故による死だけを認めている。私自身の経験からいっても（症例4-7、5-4）、病気にはある程度の余裕を持って対処できたが、事故は一瞬である。今までで一番危なかったのは（家族にも秘密にしていたが）、4月末、北アルプス立山（たてやま）の長い雪渓（雄山谷（おやまだに））をスキーで降りたあと、黒部ダム湖沿いの山道で雪渓を踏み抜いた一瞬であった。胸まで落ちたが幸い背負っていたスキー板によって止まったので助かった。あのときは本当に危なかったと、同行者の滝澤久夫（富山大学教授・法医学）と大分後に

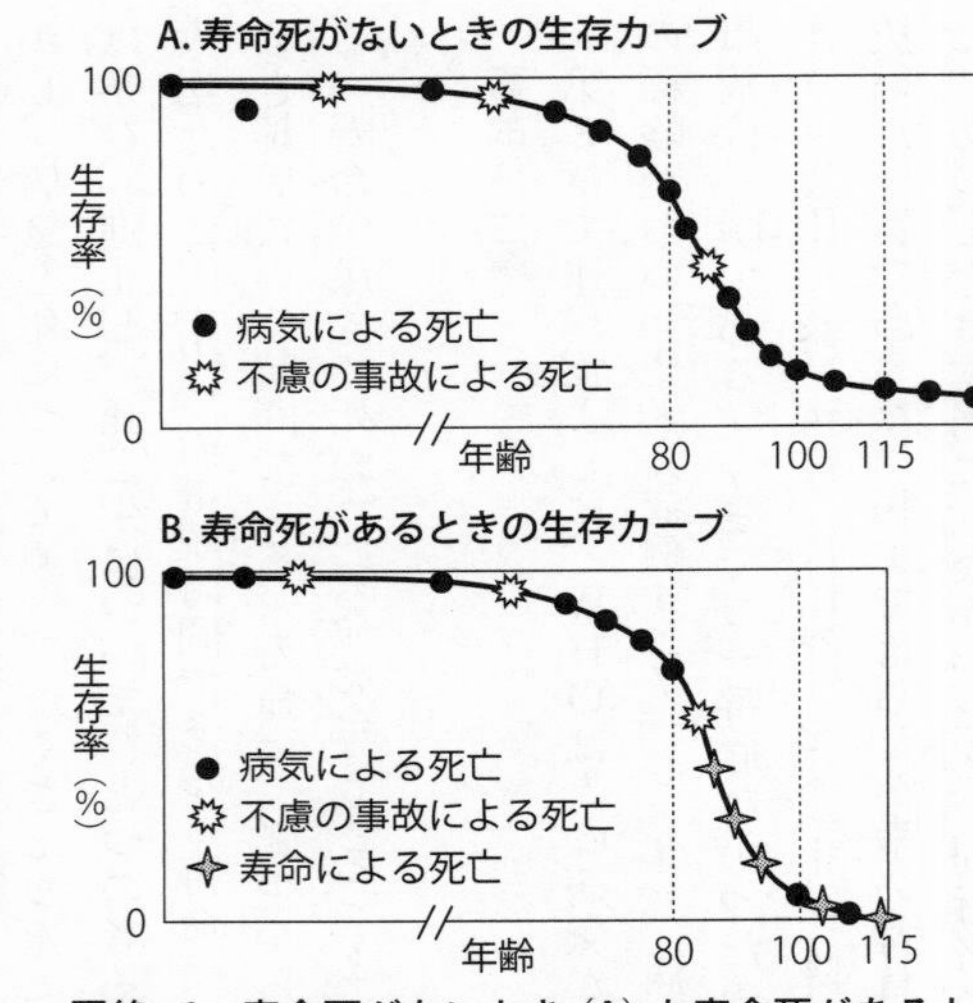

図終－1　寿命死がないとき（A）と寿命死があるときの生存カーブ（B）

寿命死がないと、寿命の限界がないので、長く生きる人が出てくる。寿命死があるときは、寿命より長生きする人はいない

なって話したものだった。

50年生きる猫はいない

第8章で述べたように、WHOは、人は病気と事故（自殺、事故など）でしか死なないと本当に信じているらしい。元WHOスタッフの私にとっては信じられないことである。私は病気と事故以外に、寿命に達したがゆえに死ぬ「寿命死」があると思っている。死因ランキング（図1－3）を見ると、1位はがん（24・3％）、2位は心疾患（14・7％）、以下ずらりと数字が並んでいる。この死亡率を死亡の確率と考えると、すべての死因の確率の総計が100になれば、すべての人は病気と事故で死ぬといってもよいだろう。しかし、確率には必ず誤差がある。総計が100にならない確率も結構高いはずだ。それが図終－1のAの右端のX軸の上の隙間である。とすると、隙間から逃げ出した、つまり、

死ない生物あるいはとんでもなく長生きする生物も存在することになる。しかし、現実には、１年以上生きるウスバカゲロウも、50年生きる猫も、２５０年生きる人間もいない。隙間から逃げ出した生物を取り逃さないような関所があるのではなかろうか。それは「寿命の限界」を越えた者に「寿命死」という死罪を言い渡す厳しい関所であろう。

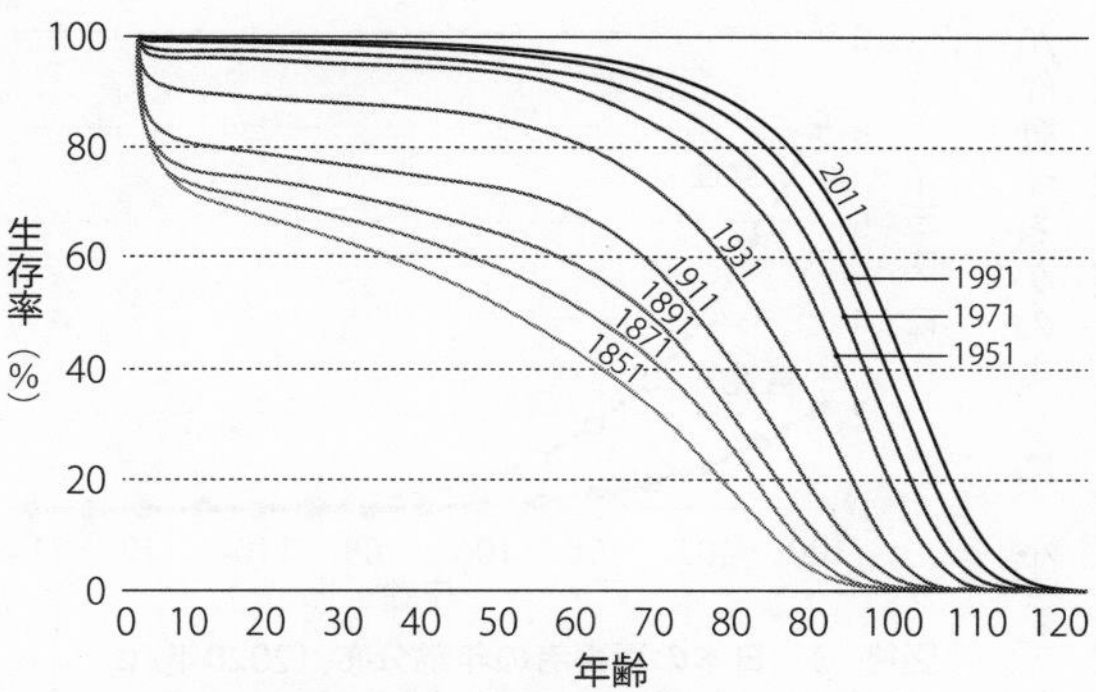

図終−2　1851年から2011年まで160年にわたるイングランド／ウェールズの生存率曲線(2)

乳幼児、中年期の死亡は、この間大きく改善されたが、寿命の限界はほぼ一定である

寿命には限界がある

寿命に限界という関所があるという厳然たる事実が、「寿命死」の存在を示唆する最大の理由である。図終‐２は１８５１年から２０１１年まで１６０年間のイングランド／ウェールズの生存率曲線である。[2] 20世紀の前半までは乳幼児期と60歳くらいまでの中年期に死ぬ人が多かったが、20世紀の後半になると大部分の人は60歳以後に死ぬようになる。しかし、生存者がゼロになる年齢は、１６０年間を通して余り変わりなく、極端な例外を

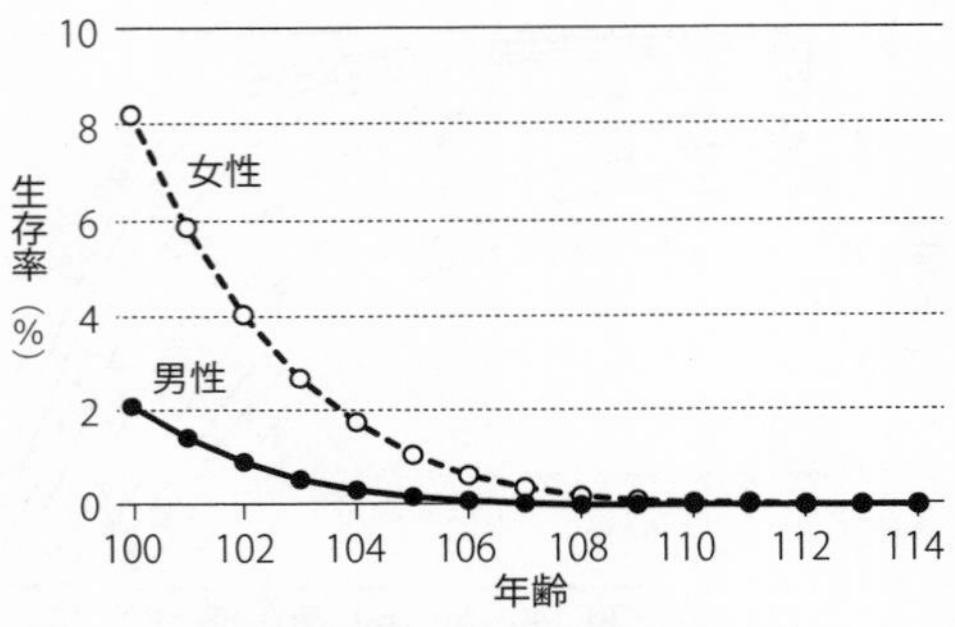

図終－3　日本の百寿者の年齢分布（2020年）(3)
114歳以上生きている人はいない（著者原図）

除けば90歳以上117歳以下である。図終－3は、日本の100歳以上の百寿者（Centenarians）の年齢分布である。[3] 生存者がゼロになるのは、115歳である。寿命死が生存者を一掃するからである。時代時代の平均寿命が違っても、国が遠く離れていても、ゼロになる年齢が変わらないということは、その年齢が人間の寿命の限界であることを示している。

「寿命死」には弱いところもある。なぜ、寿命に至るとすべての個体が死亡するのか、そのメカニズムはわかっていない。歳を重ねることにより、もともと身体に備わっていた生理学的な機能が落ちてきて、最終的に死亡するのは確かだろう。しかし、どうして100歳を超えるような高齢になると、まるで仕掛けられていた時限爆弾が作動するかのように、生きていくための装置に不具合が起こるのだろうか。

第1章で紹介したように（12ページ）臓器ごとの老化が評価できるようになった。寿命死の人たち、百寿者の各臓器の老化度を測定すれば、何が寿命死の引き金であり、何が寿命死を決定するかがわかるかもしれない。そのときは寿命死が正式に認められるであろう。

それでも人は寿命で死ぬ

私は、この考えを国際的に影響力のあるジャーナル6誌に英文で投稿した。しかし、現在までのところ、すべて却下された。WHOにより公認され、世界中で使われている標準に挑戦するのは、無謀なのかもしれない。しかし、ガリレオ・ガリレイではないが、「それでも、人は寿命が来たら死ぬ」という信念で、私は117歳まで生きるつもりだ。

2　なぜ病気で死ぬのか

死のメカニズムの中で一番直接的なのは、事故死である。ミサイルがすぐ近くに落ちれば、ひとたまりもなく、身体は吹き飛び、殺されてしまう。しかし、病気による死亡となると、単純なものから相当に複雑なものまである。循環器病による突然死は生命の中枢で爆発が起こるようなものだが、病気の種類によってはかなり複雑になってくる。なぜ病気で死ぬのか、そのメカニズムを考えてみよう。

破滅は小さい問題から始まる

最初はそれほど重大と思わなかったような小さな問題が、放っておくといつの間にか拡大し、悪い方向に向かい始める。悪いことに悪いことが重なり、どんどん悪くなり、どうしようもなくなってしまう。最悪の事態は、どこでも同じような経過をたどる。夫婦仲もそうだし、経営の破綻、さらには大恐慌も、戦争でさえもそのようにして始まり、破滅に至る。

病気は、それぞれに与えられた役割を効率よく果たすように統制された細胞社会に起こった反乱とも言うことができる。騒ぎが狭い範囲にとどまれば、正常に戻すことができる。暴動にまで広がれば、収めるのにも犠牲を伴う。さらに進めば、社会は機能不全に陥るであろう。心不全、呼吸器不全、肝不全、腎不全のような「不全（Failure）」のつく病態はそのようにして起こる。

死亡記事でよく見る「多臓器不全」は、ひとつの臓器の不全だけでも大変なのに、いくつもの臓器が次々に機能不全になるのだから、死の結末を迎えても仕方がない。たとえば炎症がその部位にとどまっているときは、熱が出たり、腫れたりする程度だが、さらにひどくなると、炎症反応としてのサイトカイン（細胞の出す一種のホルモン）が過剰に分泌され、サイトカインがサイトカインを呼び「サイトカインの嵐」状態になる。全身が炎症状態になり、血管内で血が固まりあるいは出血し、多臓器不全となる。

バタフライ効果

病気の進み方は「バタフライ効果」と似ている。ＮＨＫの「映像の世紀　バタフライエフェクト」というドキュメンタリー番組は、加古隆の音楽とともに見応えのある番組である。「バタフライ効果」は、物理学の複雑系概念のひとつ、カオス理論の基本的考え方である。北京で蝶々が羽ばたくと、テキサスで嵐になるという。日本でいう「風が吹けば桶屋が儲かる」と同じように、最初の小さな変化により、その後の経過が大きく影響を受けることをいう。気象学者のローレンツ（Edward Lorenz：1917～2008）は、0・506127とすべき初期値を0・506として入力したところ、その違いが時間とともに増幅されることに気がついた。そんなの当然ではないかと思うかもしれないが、ローレンツはそれを手がかりにカオス理論まで発展させた。

死に至るプロセスは、初期の小さな変化が大きな結果に至るという意味で「バタフライ効果」と似ている。そのプロセスが非線形かつ予測不能という点で「カオス理論」と似ている。死そのものは「カオス（混乱）」というよりは「終焉」であるが、その経過は物理学のカオス理論で説明できるのではなかろうか。

＊＊＊

「生物はなぜ死ぬのか」という問いには、病気と事故による死亡だけでは答えきれないのは確かである。生物はそれぞれに固有な寿命を持っている。寿命の期間はそれぞれが最もよく環境に適応した時間であろう。「寿命死」はその意味で、生命にとって本質的な疑問である。病気のときになぜ死ぬかは、病気によって大きく異なる上、病気から死に至る経過も様々である。大動脈瘤破裂や心室細動などによる瞬間死を除けば、多くの病気は複雑な経過の果てに死に至る。最後はいずれにしても、身体の恒常性（ホメオスタシス）を保っていた構造が壊れて、無秩序な分子と原子の集合になるのだ。熱力学的にいうと、エネルギー供給の停止とエントロピーの増加の結果である。いずれにしても、死の日から時計の針が戻ることはない。

死の日よりさかさに時をきざみつつつひに今には到らぬ時計[4]　**寺山修司**

村上春樹の『ノルウェイの森』には、そこだけが太字で書かれている有名な一節がある。[5]

「**死は生の対極としてではなく、その一部として存在している。**」

われわれは生まれたときから「寿命」という形で死を内包し、危ういバランスの上に恒常性を保っていたのに過ぎなかったのだ。

おわりに

「はじめに」にも書いたように、インターンの1年間を除き、私には臨床の経験がない。第4章で紹介した早期がん、そして第5章で記した狭心症を早期に発見し、適切に治療したことだけで、医学を学んだ価値があったと自己満足している程度の「自己中医師」である。自ら何度もそのように名乗るところを見ると、この本は信用できそうにないと思われるかもしれない。しかし、自慢ではないが、私は技術と知識はなくとも、医学的センスがあると自負している。加えて、私にはこれまで培った人脈がある。そのおそらく80%は理系、そのうち半分は医学系であろう。医学系の人脈は物理学者のそれよりもずっと広いのだ。助言をいただいたたくさんの方々にお礼を述べたい。

執筆にあたっては、次に示すソースから信頼できる情報を慎重に選び、私の価値観で選択した(◎、○、△、×は信頼度を示す)。

◎政府、公的機関の公式統計

◎／○政府、公的機関の調査データ
◎メタ解析（同じテーマの論文を評価して得られた信頼できる結論。解析の解析）
◎査読一流誌論文（査読を受け、一流誌編集者の価値観によって選ばれた重要論文）
◎／○査読専門誌論文（査読によって、科学的に間違いのないことが保証されている論文）
△／×査読なし速報誌論文（査読されていないので、信頼性が落ちる）
×メディア、ネット情報で情報源の引用のあるもの
×ウィキペディア（引用資料まで調べれば○／△）
×メディア、ネット情報で情報源の引用のないもの（日本のメディア情報には情報源の論文が引用されていないため、その価値を判断できない）

＊＊＊

各章は、以下に示すように、第一線の専門家に読んでもらい、医学的な間違いを正してもらっている。もし誤りがあるとすれば私の理解力不足のためである。以下、謝辞を記したい。

第4章「がんの臨床」については、松原久裕さん（千葉大学医学部教授）、高見元敞さん（元市立豊中病院院長）に原稿を見ていただいた。

緩和医療、腫瘍精神医学については、松本禎久さん（がん研有明病院緩和ケアセンター長）、

清水研さん（同腫瘍精神科部長）と直接お会いし、基礎から教えていただいた。

第5章「循環器疾患」は、私の主治医である小室一成さん（東京大学医学部循環器内科名誉教授）、森田啓行さん（同科長）に診察のたびに質問をし、原稿をていねいに読んでいただいた。

第6章「糖尿病」については、山本眞由美さん（岐阜大学保健管理センター教授）に目を通していただいた。

第7章「認知症」については、齋藤正彦さん（元東京都立松沢病院院長）に原稿を読んでいただいた。

第8章「老衰」については、非常に多くの医師が関心を寄せてくれた。日本学術振興会の医歯薬班の専門委員に老衰に関するセミナーを聞いていただいた。私のスキー仲間の会でもセミナーをし、討論してもらった（スキーをして飲むだけの会ではないことがわかったであろう）。特に、高見元敞さん（前掲）、船曳孝彦さん（元藤田医科大学学長）、小川勝洋さん（旭川医科大学名誉教授）からコメントをいただいた。私は80歳でスキーをやめたが、同じ年齢の高見、船曳の2人はそれからもスキーを続けていた。東京有明医療大学の川上嘉明さんには、Zoomで教えていただいた。世田谷区立特別養護老人ホーム「芦花ホーム」の石飛幸三さんには、現場を見せていただき、原稿を読んでいただいた。また、私の古くからの友人、同僚の現在老人施設で医師をしている児玉昌彦さん（元国立がんセンター研究所）と許南浩さん（元岡山大学副学長）からも現場の意見をいただいた。日本経済新聞の前村聡記者からは、老衰死と医療費の関係について、Zoomで教えていただいた。

第9章「在宅介護」については、石飛幸三さん（前掲）、松本禎久さん（前掲）、細井信子さん（看護師、横浜市）、中川明子さん（ケア・マネジャー、川崎市）から現場の詳細を教えていただいた。

第10章「最期の日々」は松原久裕さん（前掲）に原稿を読んでいただいた。

孤独死に関しては、東京都監察医務院から資料をいただいた。

安楽死に関しては、10年以上前から安楽死について関心をもち、発言を続けていた高見元敞さん（前掲）との討論から得るところが大きかった。チューリッヒ在住の電気技師であるリハルト・ギスラーさん（高見元敞の義弟）は、スイスの安楽死制度について詳細に調べてくれた。

安楽死の法律的問題については、学術振興会の同僚、村松岐夫さん（元京都大学法学部長）との議論から得るところが大きかった。

第11章「遺された人」については、垣添忠生さん（元国立がん研究センター総長）に原稿を読んでいただいた。メールで連絡をしたところ、「みちのく潮風トレイル（1000キロ）」を歩き始めたところということだった。

黒木亜紀（腎臓内科医、長女）には、全部を通して読んでもらった。

私の研究室出身の柏木麻里子さん（現マサチューセッツ工科大学研究員）には、文献探しを手伝ってもらった。

物理学の概念による遺産処理（第11章）と死（終章）の説明については、学術振興会の同僚の宇川彰さん（素粒子物理学）から、熱力学とカオス理論はいささか強引だがわからないわけではないという理解をいただいた（つまり、そのまま信じないようにということであろう）。

短歌選びにもかなりの時間を費やした。短歌に興味を持つようになったのは、永田和宏さんの影響による。この機会に謝意を表したい。氏の著作（『近代秀歌』『現代秀歌』『人生の節目で読んでほしい短歌』「人生後半に読みたい秀歌」〔朝日新聞社『一冊の本』連載〕）および小高賢さんの『老いの歌』から、多くの短歌を引用した。朝日歌壇には優れた短歌が多く、本書にも引用したかったが、引用条件の問題で引用できなかったのは残念である。

なお、第11章の熱力学のところでチャットGPT（Generative Pre-trained Transformer）を引用しているが、利用したのはそこだけである。残りのすべては、「チャントGPT（Generative Pre-trained Toshio）」によって書いたことを申告しておく。

病気を説明するときには、最初に「症例」を示すことにした。具体的な症例により、より現実感をもって病気を理解していただければ幸いである。特に、私と私の家族、兄弟、知人にも出演してもらった（私に知られたら、何でも書かれちゃうと思われているかもしれないが）。症例として登場していただいた方々にあらためて感謝したい。

最後に、楊木文祥さん、中公新書編集部の酒井孝博さんと、私の中公新書の最初の3冊を担当していただいた中公新書元編集長の佐々木久夫さんにも感謝したい。テーマがテーマだけに、年齢の違う3名の編集者に見ていただけたのはよかった。

北杜夫が『どくとるマンボウ航海記』中に「サトリ」を開いたように、私も本書執筆中に悟りを開き、いまや怖いものは何もない気分である。

黒木登志夫

2024年　米寿の誕生日に

4 垣添忠生『亡き妻と歩いた四国巡礼日記』中公文庫、2019
5 永田和宏「人生後半に読みたい秀歌12」『一冊の本』朝日新聞出版、2023年3月
6 永田和宏『人生の節目で読んでほしい短歌』NHK出版新書、2015
7 大岡信『折々のうた 第7』岩波新書、1989
8 垣添忠生『悲しみの中にいる、あなたへの処方箋』新潮文庫、2013
9 永田和宏『歌に私は泣くだらう』新潮文庫、2015
10 吉田直哉『癌細胞はこう語った』文藝春秋、1992
11 吉田直哉『敗戦野菊をわたる風』筑摩書房、2001
12 ミッチ・アルボム『モリー先生との火曜日』（別宮定徳訳）日本放送出版協会、1998
13 古田雄介『ここが知りたい！　デジタル遺品』技術評論社、2017
14 古田雄介『スマホの中身も「遺品」です』中公新書ラクレ、2020
15 伊勢田篤史ほか『デジタル遺品の探しかた、しまいかた、残しかた＋隠しかた』日本加除出版、2021

第12章　理想的な死に方

1 永田和宏『人生の節目で読んでほしい短歌』NHK出版新書、2015
2 永田和宏『近代秀歌』岩波新書、2013
3 五木寛之選・構成「うらやましい死に方2023 読者投稿」『文藝春秋』2023年1月号
4 黒澤和子『黒澤明「生きる」言葉』PHPハンドブック、2007
5 小谷みどり「死に対する意識と死の恐れ」第一生命経済研究所、2004 https://www.dlri.co.jp/pdf/ld/01-14/rp0405.pdf
6 陳甜「ポックリ信仰研究序説」『東北文化研究室紀要』57、41-63 https://tohoku.repo.nii.ac.jp/?action=repository_uri&item_id=124077
7 井上ひさし『にっぽん博物誌』朝日新聞社、1983
8 Murray, S. A. et al., Illness trajectories and palliative care, *BMJ*, 330(7498), 1007-11, 2005. doi: 10.1136/bmj.330.7498.1007.
9 ヘルマン・ヘッセ著、フォルカー・ミヒェルス編『人は成熟するにつれて若くなる』（岡田朝雄訳）草思社、1995

終章　人はなぜ死ぬのか——寿命死と病死

1 谷川俊太郎編『茨木のり子詩集』岩波文庫、2014
2 Ortiz-Ospina, E.,“Life Expectancy”? What does this actually mean?, Our World in Data, 2017. https://ourworldindata.org/life-expectancy-how-is-it-calculated-and-how-should-it-be-interpreted
3 第23回生命表（男）https://www.mhlw.go.jp/toukei/saikin/hw/life/23th/dl/23th-03.pdf、第23回生命表（女）https://www.mhlw.go.jp/toukei/saikin/hw/life/23th/dl/23th-04.pdf
4 寺山修司『寺山修司全詩歌句』思潮社、1986
5 村上春樹『ノルウェイの森』講談社文庫、2004

asahi.com/articles/DA3S15629408.html
28 BBC News JAPAN「「もう人生を続けたくない」104歳の豪科学者がスイスで自死」https://www.bbc.com/japanese/44078519
29 Professor David Goodall's last day, Exit International. https://www.exitinternational.net/professor-david-goodalls-last-day/ 2018.5.10

第10章　最期の日々

1 谷口徹三編『宮沢賢治詩集』岩波文庫、1950
2 Kawakami, Y. et al., Mortality risks of body mass index and energy intake trajectories in institutionalized elderly people: a retrospective cohort study, *BMC Geriatrics*, 22, 85, 2022. doi: 10.1186/s12877-022-02778-1
3 Morrow, A., End-of-Life Stages and Timeline: What to expect as someone nears death, 2023. https://www.verywellhealth.com/the-journey-towards-death-1132504
4 永田和宏「人生後半に読みたい秀歌12」『一冊の本』朝日新聞出版、2023年３月
5 永田和宏『近代秀歌』岩波新書、2013
6 内閣府「平成24年度　高齢者の健康に関する意識調査結果（概要版）」https://www8.cao.go.jp/kourei/ishiki/h24/sougou/gaiyo/index.html
7 永田紅『春の顕微鏡』青磁社、2018
8 小高賢『老いの歌』岩波新書、2011
9 田中紀章「高齢者の看取り――終末期予後予測と悪液質」『緩和医療』23(1)、pp.60-83, 2016
10 宮本顕二他「欧米豪に見る高齢者の終末期医療」『日本呼吸ケア・リハビリテーション学会誌』24(2): 186-190, 2014. https://www.jstage.jst.go.jp/article/jsrcr/24/2/24_186/_pdf/-char/ja
11 WHO, WHO Guidelines for the pharmacological and radiotherapeutic management of cancer pain in adults and adolescents, 2019.
12 世界文化ブックス編集部編『在宅死のすすめ方：完全版』世界文化社、2021
13 がん研有明病院「がんの痛みの治療」https://www.jfcr.or.jp/hospital/cancer/treatment/acha/index.html
14 瀬川博子「終末期癌患者の鎮静に８年ぶりの手引き・鎮静に新たな概念を導入」看護roo!［カンゴルー］https://www.kango-roo.com/work/6456/
15 日本医師会「アドバンス・ケア・プランニング（ACP）」https://www.med.or.jp/doctor/rinri/i_rinri/006612.html
16 厚生労働省「「人生会議」してみませんか」https://www.mhlw.go.jp/stf/newpage_02783.html
17 厚生労働省「人生の最終段階における医療・ケアの決定プロセスに関するガイドライン」https://www.mhlw.go.jp/file/04-Houdouhappyou-10802000-Iseikyoku-Shidouka/0000197701.pdf

第11章　遺された人、残された物

1 皇后美智子『瀬音 新装版』大東出版社、2007
2 窪島誠一郎・おおたか静流『あの夏のまま・・・』Mugon Records、2016
3 垣添忠生『妻を看取る日』新潮文庫、2012

認知症対応)」https://www.minnanokaigo.com/guide/type/
7 齋藤正彦「ピンピンコロリの後始末」毎日新聞医療プレミア2022年8月7日 https://mainichi.jp/premier/health/articles/20220726/med/00m/100/028000c
8 統計で見る日本（e-Stat）https://www.e-stat.go.jp/ 分野＞人口・世帯＞人口動態調査＞人口動態統計＞確定数＞保管統計表（報告書非掲載表）＞死因＞年次＞表番号1（3）ICD-10コードO〜T＞DB＞表1＞表示項目選択＞R98（立会者のいない死亡）
9 東京都監察医務院「東京都監察医務院で取り扱った自宅住居で亡くなった単身世帯の者の統計」東京都保健医療局 (tokyo.lg.jp) 04-13-19.pdf (tokyo.lg.jp) 表15 一人暮らしの者の死因
10 「高齢者「孤独死」年6.8万人　警察庁データで初めて推計」『日本経済新聞』2024年5月14日 https://www.nikkei.com/article/DGXZQOUE141XD0U4A510C2000000/
11 「死後経過時間（9区分），性・世帯分類別異状死数・構成比，東京都特別区，令和2年」東京都監察医務院 https://www.hokeniryo.metro.tokyo.lg.jp/kansatsu/kodokushitoukei/kodokushitoukei-2.files/2-tokubetuku2.pdf
12 内閣府『令和5年版高齢社会白書（全体版）』https://www8.cao.go.jp/kourei/whitepaper/w-2023/zenbun/05pdf_index.html
13 特掃ジャーナル「【2021年最新版】高齢者の「孤独死防止」のための厳選アプリをご紹介！」https://tokusou-journal.com/articles/unattended-death/application/
14 上野千鶴子『在宅ひとり死のススメ』文春新書、2021
15 公益財団法人日本尊厳死協会 https://songenshi-kyokai.or.jp/
16 『延命治療中止〜射水市民病院で何が起きていたのか〜』FNSドキュメンタリー大賞　第15回 https://www.fujitv.co.jp/b_hp/fnsaward/15th/06-342.html
17 高見元敞「延命治療の中断は犯罪ですか？」『千里眼』No95、268、2006
18 高見元敞「続・延命治療の中断は犯罪ですか？」『千里眼』No98、263、2007
19 高井有一「吉村さんの死」https://www.chikumashobo.co.jp/special/lantern/read2.jsp
20 高見元敞「尊厳死と安楽死を見つめた映画」『千里眼』No93、217、2006
21 「東海大学安楽死事件判決文　横浜地裁判決」https://square.umin.ac.jp/endoflife/shiryo/pdf/shiryo03/04/312.pdf
22 NHK「ALS女性嘱託殺人 被告の医師に対し懲役18年の判決 京都地裁」https://www3.nhk.or.jp/news/html/20240305/k10014379911000.html
23 「特集ついに判決　福島・大野病院事件」『日経メディカル』https://medical.nikkeibp.co.jp/inc/all/report/t020/
24 高見元敞「医師法の拡大解釈を誘った日本法医学会『異状死ガイドラインの罪』」『千里眼』No99、277、2007
25 Groenwoud, A. S. et al., Euthanasia in the Netherlands: a claims data cross-sectional study of geographical variation, *BMJ Supportive & Palliative Care* Online First: 14 January 2021. doi: 10.1136/bmjspcare-2020-002573
26 Jean-Luc Godard a eu recours au suicide assisté: «Il n'était pas malade, il était simplement épuisé» – *Libération*, 13 Septembre 2022. https://www.liberation.fr/culture/jean-luc-godard-est-mort-20220913_LLEGXZFQSFDC3FBJCP7AWXSYWI/
27 「ゴダール監督が選んだ終幕」朝日新聞デジタル 2023年5月6日 https://www.

platform.who.int/mortality/themes/theme-details/MDB/all-causes
15 Naghavi M. Makela S. et al., Algorithms for enhancing public health utility of national causes-of death data. *Population Health Metrics*, 8, 9 (2010). doi: 10.1186/1478-7954-8-9
16 Alexander, L., Determining causes of death: How we reclassify miscoded deaths, Institute for Health Metrics and Evaluation. https://www.healthdata.org/news-events/insights-blog/acting-data/determining-causes-death-how-we-reclassify-miscoded-deaths
17 Saloni Dattani et al., Causes of Death, Our World in Data. https://ourworldindata.org/causes-of-death
18 Japan | Institute for Health Metrics and Evaluation. https://www.healthdata.org/research-analysis/health-by-location/profiles/japan
19 Merrian Webster Dictionary, Senility Definition & Meaning. https://www.merriam-webster.com/
20 藤村憲治『「老衰」の社会的構成に関する研究』https://ir.kagoshima-u.ac.jp/record/13976/files/FUJUMURA-Noriharu_masterthesis_2014.pdf
21 Tai, S. Y. et al., Changes in the rankings of leading causes of death in Japan, Korea, and Taiwan from 1998 to 2018: a comparison of three ranking lists, *BMC Public Health*, 22 926(2022). doi: 10.1186/s12889-022-13278-7
22 黒木登志夫『知的文章術入門』岩波新書、2021
23 Yoneyama, T. et al., Oral care and pneumonia, *Lancet*, 354(9177), 515, 1999 doi: 10.1016/S0140-6736(05)75550-1
24 田中紀章「高齢者の看取り——終末期予後予測と悪液質」『緩和医療』23(1)、pp.60-83, 2016
25 鈴川芽久美ほか「要介護高齢者における転倒と骨折の発生状況」『日本老年医学会雑誌』46, 334-340, 2009
26 東京消防庁「救急搬送データからみる高齢者の事故」https://www.tfd.metro.tokyo.lg.jp/lfe/topics/nichijou/kkhansoudeta.html
27 辻一郎『のばそう健康寿命』岩波アクティブ新書、2004

第9章　在宅死、孤独死、安楽死

1 小高賢『老いの歌』岩波新書、2011
2 内閣府「平成24年度　高齢者の健康に関する意識調査結果（概要版）」https://www8.cao.go.jp/kourei/ishiki/h24/sougou/gaiyo/index.html
3 日本財団「人生の最期の迎え方に関する全国調査」https://www.nippon-foundation.or.jp/app/uploads/2021/03/new_pr_20210329.pdf
4 「人口動態調査2022年　5-6死亡の場所別にみた年次別死亡数100分率」政府統計の総合窓口 https://www.e-stat.go.jp/stat-search/files?page=1&layout=dataset&toukei=00450011&tstat=000001028897&cycle=7&year=20220&month=0&tclass1=000001053058&tclass2=000001053061&tclass3=000001053065&stat_infid=000040098294&result_back=1&result_page=1&tclass4val=0
5 世界文化ブックス編集部編『在宅死のすすめ方：完全版』世界文化社、2021
6 みんなの介護「【一覧表でわかる】老人ホーム8種類の違いと特徴（介護度別・

12 Livingston, G. et al., Dementia prevention, intervention, and care: 2020 report of the Lancet Commission, *Lancet*, 396(10248), 413-446,2020. doi: 10.1016/S0140-6736(20)30367-6.

13 van Dyck, C. H. et al., Lecanemab in Early Alzheimer's Disease, *N Engl J Med* 2023; 388:9-21 doi: 10.1056/NEJMoa2212948

14 和田秀樹『ぼけの壁』幻冬舎新書、2023

15 和田秀樹『80歳の壁』幻冬舎新書、2022

16 Matsui, Y. et al., Incidence and survival of dementia in a general population of Japanese elderly: the Hisayama study, *J. Neurol Neurosurg. Psychiatry*, 80(4), 366-370, 2009. doi: 10.1136/jnnp.2008.155481

17 Murray, S. A. et al., Illness trajectories and palliative care, *BMJ*, 330(7498), 1007-11, 2005. doi: 10.1136/bmj.330.7498.1007.

第8章　老衰死、自然な死

1 小高賢『老いの歌』岩波新書、2011

2 NHKスペシャル取材班『老衰死』講談社、2016

3 石飛幸三『「平穏死」のすすめ』講談社文庫、2013

4 Prince Philip's official cause of death revealed as 'olde age', *The Independent*, 5 May 2021. https://www.independent.co.uk/life-style/royal-family/prince-philip-cause-of-death-b1842297.html

5 Davies, C., Queen Elizabeth died of 'old age', death certificate says, *The Guardian*, 29 Sep 2022. https://www.theguardian.com/uk-news/2022/sep/29/queen-elizabeth-died-of-old-age-death-certificate-says

6 Exclusive: Duke of Edinbough's official cause of death recorded as 'old age', *The Telegraph*, 4 May 2021. https://www.telegraph.co.uk/royal-family/2021/05/04/exclusive-duke-edinburghs-official-cause-death-recorded-old/

7 Alexander Fitzthum, What does it mean to die of natural causes? | Ohio State Health & Discovery. https://health.osu.edu/wellness/aging/what-does-it-mean-to-die-of-natural-causes

8 「人口動態調査 人口動態統計 確定数 死亡上巻 5-15 死因（死因年次推移分類）別にみた性・年齢（5歳階級）・年次別死亡数及び死亡率（人口10万対）」政府統計の総合窓口 https://www.e-stat.go.jp/dbview?sid=0003411659

9 「令和5年（2023）人口動態統計月報年計（概数）の概況 https://www.mhlw.go.jp/toukei/saikin/hw/jinkou/geppo/nengai23/dl/gaikyouR5.pdf

10 『死亡診断書（死体検案書）記入マニュアル（令和6年度版）』https://www.mhlw.go.jp/toukei/manual/dl/manual_r06.pdf

11 江崎行芳ほか「「百寿者」の死因」『日本老年医学会雑誌』36(2): 116-121、1999 doi: 10.3143/geriatrics.36.116

12 Paval, D. R. et al., A systematic review examining the relationship between cytokines and cachexia in incurable cancer, *J. Cachexia, Sarcopenia & Muscle,* 13(2), 824-838, 2022. doi: 10.1002/jcsm.12912

13 「「老衰」の地域格差」『日本経済新聞』2017年12月25日

14 WHO Mortality Database ／ World Health Organization (WHO). https://

syushi.htm
4 ニコール・ジョンソン『ミス・アメリカ　糖尿病と生きる』（渡会圭子訳）女子栄養大学出版部、2002
5 ニッポン放送ショウアップナイター「「１型糖尿病」の阪神・岩田を救った元巨人・ガリクソンの著書」https://baseballking.jp/ns/186142
6 糖尿病情報センター「糖尿病予備群といわれたら」https://dmic.ncgm.go.jp/general/about-dm/010/010/03.html
7 マイケル・ブリス『インスリンの発見』（堀田饒訳）朝日新聞社、1993
8 清原裕「糖尿病合併症の時代的変遷と今日の課題：久山町研究」『日本糖尿病教育・看護学会誌』22(1): 50-56、2018　doi: 10.24616/jaden.22.1_50
9 日本糖尿病対策推進協議会『糖尿病治療のエッセンス』2022 https://www.med.or.jp/dl-med/tounyoubyou/essence2022.pdf
10 花房規男ほか「わが国の慢性透析療法の現況（2020年12月31日現在）」『日本透析医学会雑誌』54(12): 611-657、2021　doi: 10.4009/jsdt.54.611
11 国立国際医療研究センター糖尿病情報センター「関連する病気／がん」https://dmic.ncgm.go.jp/general/about-dm/070/020/04.html
12 J. Nakamura et al., Causes of death in Japanese patients with diabetes based on the results of a survey of 45,708 cases during 2001–2010: Report of the Committee on Causes of Death in Diabetes Mellitus, *J. Diabetes Investig.*, 8(3):397-410, 2017. doi: 10.1111/jdi.12645

第７章　受け入れざるを得ない認知症

1 永田和宏『人生の節目で読んでほしい短歌』NHK出版新書、2015
2 長谷川和夫、猪熊律子『ボクはやっと認知症のことがわかった』KADOKAWA、2019
3 齋藤正彦『アルツハイマー病になった母がみた世界』岩波書店、2022
4 T. Ninomiya et al., Study design and baseline characteristics of a population-based prospective cohort study of dementia in Japan: the Japan Prospective Studies Collaboration for Aging and Dementia (JPSC-AD), *Environ. Health Prev. Med.*, 2020 Oct 31; 25(1): 64. doi: 10.1186/s12199-020-00903-3.
5 厚生労働科学研究費補助金認知症対策総合研究事業「都市部における認知症有病率と認知症の生活機能障害への対応」研究代表者　朝田隆　https://www.tsukuba-psychiatry.com/wp-content/uploads/2013/06/H24Report_Part1.pdf
6 Wikipedia “Alois Alzheimer”（最初の患者の問診記録が記載されているのはドイツ語版 wikipedia のみである）
7 長谷川嘉哉「映画「恍惚の人」認知症専門医が独自の視点で詳細解説【あらすじも】」『転ばぬ先の杖』（土岐内科クリニックブログ）https://brain-gr.com/tokinaika_clinic/blog/home-medical-care/review-of-the-twilight-years/
8 陽信孝『八重子のハミング』小学館、2002
9 永田和宏『人生後半に読みたい秀歌１』『一冊の本』朝日新聞出版、2022年４月
10 警察庁「行方不明者」https://www.npa.go.jp/publications/statistics/safetylife/yukue.html
11 有吉佐和子『恍惚の人』新潮社、1972

4 慶應義塾大学病院「心臓と血管の病気」KOMPAS https://kompas.hosp.keio.ac.jp/contents/cat1/cat21/
5 野々木宏「第２回　日本循環器学会プレスセミナー」https://www.j-circ.or.jp/old/about/jcs_press-seminar2/index.html
6 公益財団法人日本心臓財団「ステント」（心臓病の知識）https://www.jhf.or.jp/check/term/word_s/stent/
7 公益財団法人日本心臓財団「突然死の現状」https://www.jhf.or.jp/pro/info/totuzen.html
8 「人口動態調査 人口動態統計 確定数 死亡上巻 5-31 不慮の事故による死因（三桁基本分類）別にみた年齢（５歳階級）別死亡数・百分率」政府統計の総合窓口 https://www.e-stat.go.jp/dbview?sid=0003411675
9 「国民生活基礎調査 令和元年国民生活基礎調査 介護が必要となった原因（第24表～第27表）24 介護を要する者数、日常生活の自立の状況・介護が必要となった主な原因別」https://www.e-stat.go.jp/stat-search/files?page=1&layout=datalist&toukei=00450061&tstat=000001141126&cycle=7&tclass1=000001141143&stat_infid=000031964622&tclass2val=0
10 小高賢『老いの歌』岩波新書、2011
11 Murray, S. A. et al., Illness trajectories and palliative care, *BMJ*, 330(7498), 1007-11, 2005. doi: 10.1136/bmj.330.7498.1007.
12 急性・慢性心不全診療ガイドライン（2017年改訂版）https://www.mhlw.go.jp/file/05-Shingikai-10901000-Kenkoukyoku-Soumuka/0000202651.pdf
13 e-ヘルスネット（厚生労働省）「高血圧」https://www.e-healthnet.mhlw.go.jp/information/metabolic/m-05-003.html
14 Kaneko, H. et al., Association of Blood Pressure Classification Using the 2017 American College of Cardiology/American Heart Association Blood Pressure Guideline With Risk of Heart Failure and Atrial Fibrillation, *Circulation*, 143:2244–2253, 2021. doi: 10.1161/CIRCULATIONAHA.120.052624
15 国立研究開発法人国立がん研究センターがん対策研究所予防関連プロジェクト「食塩・塩蔵食品摂取と胃がんとの関連について」https://epi.ncc.go.jp/jphc/outcome/260.html
16 Action on Salt. https://www.actiononsalt.org.uk/
17 伊藤貞嘉「高血圧治療ガイドライン2019のエッセンス」『日本内科学会雑誌』109(3), 512-520, 2020. https://www.jstage.jst.go.jp/article/naika/109/3/109_512/_pdf
18 Scandinavian Simvastatin Survival Study Group, Randomised trial of cholesterol lowering in 4444 patients with coronary heart disease: the Scandinavian Simvastatin Survival Study (4S), *Lancet*, 344(8934):1383-1389, 1994. https://www.thelancet.com/pb/assets/raw/Lancet/pdfs/issue-10000/4s-statins.pdf

第６章　合併症が怖い糖尿病

1 永田和宏『人生の節目で読んでほしい短歌』NHK出版新書、2015
2 黒木登志夫『健康・老化・寿命』中公新書、2007
3 世界糖尿病デーについて「世界糖尿病デー」趣旨 https://www.wddj.jp/01_

JAMA Netw Open, 6(3), e235174. doi: 10.1001/jamanetworkopen.2023.5174
22 e-ヘルスネット（厚生労働省）「特保（特定保健用食品）とは？」https://www.e-healthnet.mhlw.go.jp/information/food/e-01-001.html

第４章　半数以上の人が罹るがん

1 江國滋『おい癌め酌みかはさうぜ秋の酒』新潮社、1997
2 永田和宏『歌に私は泣くだらう』新潮文庫、2015
3 井村和清『飛鳥へ、そしてまだ見ぬ子へ』祥伝社黄金文庫、2002
4 黒木登志夫『がん遺伝子の発見』中公新書、1996
5 黒木登志夫『健康・老化・寿命』中公新書、2007
6 最新がん統計：[国立がん研究センター　がん統計] https://ganjoho.jp/reg_stat/statistics/stat/summary.html
7 石弘光『癌を追って』中公新書ラクレ、2010
8 山崎豊子『白い巨塔（5）』新潮文庫、2004
9 エリザベス・キューブラー＝ロス『死ぬ瞬間』（鈴木晶訳）中公文庫、2001
10 公益財団法人がん研究振興財団「がんの統計2021」https://ganjoho.jp/public/qa_links/report/statistics/pdf/cancer_statistics_2021_data_J.pdf
11 国立がん研究センター「がん診療連携拠点病院等院内がん登録2012年３年生存率、2009年から10年５年生存率公表」https://www.ncc.go.jp/jp/information/pr_release/2019/0808_1/index.html
12 Murray, S. A. et al., Illness trajectories and palliative care, *BMJ*, 330(7498), 1007-1011, 2005. doi: 10.1136/bmj.330.7498.1007
13 五木寛之選・構成「うらやましい死に方2023　読者投稿」『文藝春秋』2023年１月号
14 小高賢『老いの歌』岩波新書、2011
15 国立がん研究センター「がんの検査について：[がん情報サービス　一般の方へ]」https://ganjoho.jp/public/dia_tre/inspection/index.html
16 吉村昭『光る壁画』新潮文庫、1984
17 有吉佐和子『華岡青洲の妻』新潮文庫、1970
18 「医療の挑戦者たち 14　全身麻酔手術」https://www.terumo.co.jp/story/ad/challengers/14
19 永田和宏『現代秀歌』岩波新書、2014
20 大岡信『折々のうた　続』岩波新書、1981
21 健康長寿ネット「高齢者がんの統計」https://www.tyojyu.or.jp/net/topics/tokushu/koureisha-gann/gann-toukei.html
22 静岡県立静岡がんセンター「高齢者のがん治療」https://www.scchr.jp/ideal-care/aged.html

第５章　突然死が恐ろしい循環器疾患

1 斎藤茂吉『赤光』新潮文庫、2000
2 「医者嫌い、薬嫌いの証券マンが高血圧を放置　その悲しい末路」日経ビジネス電子版 2021年６月２日 https://business.nikkei.com/atcl/gen/19/00283/052500013/
3 黒木登志夫『健康・老化・寿命』中公新書、2007

引用資料

第3章　ピンピンと長生きする

1 清水弘之『元気の出る俳句』予防医学振興グループ、2011（非売品）
2 金子兜太『私はどうも死ぬ気がしない』幻冬舎、2014
3 Life expectancy at age 60 (years). https://www.who.int/data/gho/data/indicators/indicator-details/GHO/life-expectancy-at-age-60-(years)
4 マーク・ブキャナン『歴史は「べき乗則」で動く』（水谷淳訳）ハヤカワ文庫、2009
5 黒木登志夫『健康・老化・寿命』中公新書、2007
6 Ikeda, N. et al., What has made the population of Japan healthy?, *Lancet*, 378(9796), 1094-1105, 2011. doi: 10.1016/S0140-6736(11)61055-6
7 Doll, R. et al., Mortality in relation to smoking: 50 years' observations on male British doctors, *BMJ*, 2004. doi: 10.1136/bmj.38142.554479.AE
8 多目的コホート研究中央研究事務局「多目的コホート研究の成果」https://epi.ncc.go.jp/files/01_jphc/archives/JPHCpamphlet201612-4.pdf
9 Fletcher, C. et al., The natural history of chronic airflow obstruction, *BMJ*, 1977(1), 1645. doi: 10.1136/bmj.1.6077.1645
10 寺山修司『寺山修司全詩歌句』思潮社、1986
11 永田紅『春の顕微鏡』青磁社、2018
12 Hirayama, T., Non-smoking wives of heavy smokers have a higher risk of lung cancer: a study from Japan, *BMJ*, 282(6259), 183-185, 1981. doi: 10.1136/bmj.282.6259.183.
13 e-ヘルスネット（厚生労働省）「受動喫煙一他人の喫煙の影響」https://www.e-healthnet.mhlw.go.jp/information/tobacco/t-02-005.html
14 GBD 2016 Alcohol Collaborators, Alcohol use and burden for 195 countries and territories, 1990-2016: a systematic analysis for the Global Burden of Disease Study 2016, *Lancet*, 392(10152), 1015-1035, 2018. doi: 10.1016/S0140-6736(18)31310-2
15 Wood, A. M. et al., Risk thresholds for alcohol consumption: combined analysis of individual-participant data for 599912 current drinkers in 83 prospective studies, *Lancet*, 391(10129), 1513-1523, 2018. doi: 10.1016/S0140-6736(18)30134-X
16 永田和宏『人生後半に読みたい秀歌10』『一冊の本』朝日新聞出版、2023年1月
17 Zaridze, D. et al., Alcohol and mortality in Russia: prospective observational study of 151000 adults, *Lancet*, 383(9927), 1465-1473, 2014. doi: 10.1016/S0140-6736(13)62247-3
18 国立がん研究センターがん対策研究所「肥満指数（BMI）と死亡リスク」https://epi.ncc.go.jp/can_prev/evaluation/2830.html
19 Lee, I-M. et al., Effect of physical inactivity on major non-communicable diseases worldwide: an analysis of burden of disease and life expectancy, *Lancet*, 380(9838), 219-229, 2012. doi: 10.1016/S0140-6736(12)61031-9
20 Paluch, A. E. et al., Daily steps and all-cause mortality: a meta-analysis of 15 international cohorts, *Lancet Public Health*, 7(3), E219-E228, 2022. doi: 10.1016/S2468-2667(21)00302-9
21 Inoue, K. et al., Association of Daily Step Patterns With Mortality in US Adults,

embryonic cells by 4-nitroquinoline-1-oxide and its derivatives, *J. Nat. Cancer Inst.*, 41(1), 53-71, 1968.

18 Horvath, S. et al., Aging effects on DNA methylation modules in human brain and blood tissue, *Genome Biology*, 13(10): R97. 2012. doi: 10.1186/gb-2012-13-10-r97

19 Komaki, S. et al., Epigenetic profile of Japanese supercentenarians: a cross-sectional study, *Lancet Healthy Longev.*, 4(2), E83-E90, 2023. doi: 10.1016/S2666-7568(23)00002-8

第2章　世界最長寿国、日本

1 伊藤一彦編著『百歳がうたう　百歳をうたう』鉱脈社、2013

2 Oeppen, J. et al., Broken Limits to Life Expectancy, *Science*, 296(5570), 1029-1031, 2002. doi: 10.1126/science.1069675

3 Roser, M. et al., Life Expectancy, Our World in Data, 2013. https://ourworldindata.org/life-expectancy

4 世界の平均寿命ランキング・国別順位（2024年版）https://memorva.jp/ranking/unfpa/who_whs_life_expectancy.php

5 UNdata | record view | Life expectancy at birth for both sexes combined (years). https://data.un.org/Data.aspx?d=PopDiv&f=variableID%3a68

6 Get a birthday or anniversary message from the King. https://www.gov.uk/get-birthday-anniversary-message-from-king

7 Ortiz-Ospina, E. et al., Why do women live longer than men? Our World in Data, 2018. https://ourworldindata.org/why-do-women-live-longer-than-men

8 長寿一歴代の長寿日本一記録者「Weblio 辞書」

9 泉重千代一生年に関する異論「Weblio 辞書」

10 Jason Daley, Was the World's Oldest Person Ever Actually Her 99-Year-Old Daughter? | Smart News | Smithsonian Magazine, Jan. 2, 2019.

11 Jean-Marie Robine, et al., The Real Facts Supporting Jeanne Calment as the Oldest Ever Human, *The Journals of Gerontology: Series A*, 74(1), December 2019, Pages S13–S20, doi: 10.1093/gerona/glz198

12 「第2表-2　人口動態総覧（率）の年次推移」https://www.mhlw.go.jp/toukei/saikin/hw/jinkou/kakutei22/dl/05_h2-2.pdf

13 厚生労働省「図表12　50歳時の未婚割合の推移」『令和3年版厚生労働白書』https://www.mhlw.go.jp/stf/wp/hakusyo/kousei/20/backdata/12.html

14 『人口統計資料2022』表3-2　国立社会保障・人口問題研究所 https://www.ipss.go.jp/syoushika/bunken/data/pdf/jinkokenshiryo345.pdf

15 United Nations, World Fertility Report 2013 Fertility at the Extremes, 2013. https://www.un.org/en/development/desa/population/publications/pdf/fertility/worldFertilityReport2013.pdf

16 中島さおり『なぜフランスでは子どもが増えるのか』講談社現代新書、2010

17 鬼頭宏「江戸時代人の寿命とライフサイクル」『科学』74(12)、1438-1442、2004

引用資料

はじめに

1 恩田陸『夜のピクニック』新潮文庫、2006
2 黒木登志夫『がん遺伝子の発見』中公新書、1996
3 黒木登志夫『健康・老化・寿命』中公新書、2007
4 黒木登志夫『新型コロナの科学』中公新書、2020
5 黒木登志夫『変異ウイルスとの闘い』中公新書、2022

第1章　人はみな、老いて死んでいく

1 永田和宏『近代秀歌』岩波新書、2013
2 永田和宏『現代秀歌』岩波新書、2014
3 仲野徹『エピジェネティクス』岩波新書　2014
4 Levy, B. R. et al., Longitudinal benefit of positive self-perceptions of aging on functional health, *J. Gerontotology: Series B*, 57(5), 409-417, 2002. doi: 10.1093/geronb/57.5.p409
5 辻一郎『のばそう健康寿命』岩波アクティブ新書、2004
6 金子兜太『私はどうも死ぬ気がしない』幻冬舎、2014
7 永田和宏『人生の節目で読んでほしい短歌』NHK出版新書、2015
8 小高賢『老いの歌』岩波新書、2011
9 「人口動態調査 人口動態統計 確定数 死亡上巻 5-12 死因（死因年次推移分類）別にみた性・年次別死亡数及び死亡率（人口10万対）」政府統計の総合窓口 https://www.e-stat.go.jp/stat-search/files?page=1&layout=datalist&toukei=00450011&tstat=000001028897&cycle=7&year=20150&month=0&tclass1=000001053058&tclass2=000001053061&tclass3=000001053065
10 「第6表　死亡数・死亡率（人口10万対），死因簡単分類別（2-1）」https://www.mhlw.go.jp/toukei/saikin/hw/jinkou/geppo/nengai23/dl/h6.pdf
11 ランドルフ・M. ネシー、ジョージ・C. ウィリアムズ『病気はなぜ、あるのか』（長谷川真理子ほか訳）新曜社、2001
12 Oh, H. et al., Organ aging signatures in the plasma proteome track health and disease, *Nature*, 624, 164-172, 2023. doi: 10.1038/s41586-023-06802-1
13 Kuro-o, M. et al., Mutation of the mouse klotho gene leads to a syndrome resembling ageing, *Nature*, 390(6655), 45-51, 1997. doi: 10.1038/36285.
14 「研究成果「抗老化ホルモン Klotho（クロトー）による寿命の延長とその分子機構の解明」」https://www.u-tokyo.ac.jp/focus/ja/press/p01_170826.html
15 Hayflick, L. et al., The serial cultivation of human diploid cell strains, *Exp. Cell Res.*, 25(3), 585-621, 1961. doi: 10.1016/0014-4827(61)90192-6
16 Cristofalo, V. J. et al., Relationship between donor age and the replicative lifespan of human cells in culture: A reevaluation, *PNAS*, 95(18), 10614-10619, 1998. doi: 10.1073/pnas.95.18.10614
17 Kuroki, T. et al., Transformation and neoplastic development in vitro of hamster

人名索引

【な　行】

【は　行】

【ま　行】

【た　行】

【さ　行】

事項索引

＊太字は特にその項目について説明しているページ

【欧字】

【あ　行】

【か　行】

黒木登志夫（くろき・としお）

1936年，東京生まれ．東北大学医学部卒業．専門はがん細胞，発がんのメカニズム．1961年から2001年にかけて，3ヵ国5つの研究所でがんの基礎研究をおこなう（東北大学加齢医学研究所，東京大学医科学研究所，ウィスコンシン大学，WHO 国際がん研究機関，昭和大学）．英語で執筆した専門論文は300編以上．その後，日本癌学会会長（2000年），岐阜大学学長（2001-08年），日本学術振興会学術システム研究センター副所長（2008-12年）を経て，日本学術振興会学術システム研究センター顧問．2011年，生命科学全般に対する多大な貢献によって瑞宝重光章を受章．2021年に川崎市文化賞，2022年に神奈川県文化賞を受賞．

著書『がん遺伝子の発見』（1996年．中公新書）
『健康・老化・寿命』（2007年．中公新書）
『知的文章とプレゼンテーション』（2011年．中公新書）
『iPS 細胞』（2015年），『研究不正』（2016年．中公新書）
『新型コロナの科学』（2020年．中公新書）
『変異ウイルスとの闘い』（2022年．中公新書）
ほか多数．

死ぬということ
中公新書 *2819*

2024年8月25日発行

著　者　黒木登志夫
発行者　安部順一

本文印刷　三晃印刷
カバー印刷　大熊整美堂
製　　本　小泉製本

発行所　中央公論新社
〒100-8152
東京都千代田区大手町 1-7-1
電話　販売　03-5299-1730
　　　編集　03-5299-1830
URL https://www.chuko.co.jp/

Published by CHUOKORON-SHINSHA, INC.
Printed in Japan　ISBN978-4-12-102819-8 C1247

中公新書

医学・医療

q1

- 39 医学の歴史　小川鼎三
- 2689 肝臓のはなし　竹原徹郎
- 2214 腎臓のはなし　坂井建雄
- 2250 睡眠のはなし　内山　真
- 1898 健康・老化・寿命　黒木登志夫
- 1290 がん遺伝子の発見　黒木登志夫
- 2314 iPS細胞　黒木登志夫
- 2625 新型コロナの科学　黒木登志夫
- 2698 変異ウイルスとの闘い―コロナ治療薬とワクチン　黒木登志夫
- 2646 ケアとは何か　村上靖彦
- 691 胎児の世界　三木成夫
- 2519 安楽死・尊厳死の現在　松田　純
- 2819 死ぬということ　黒木登志夫